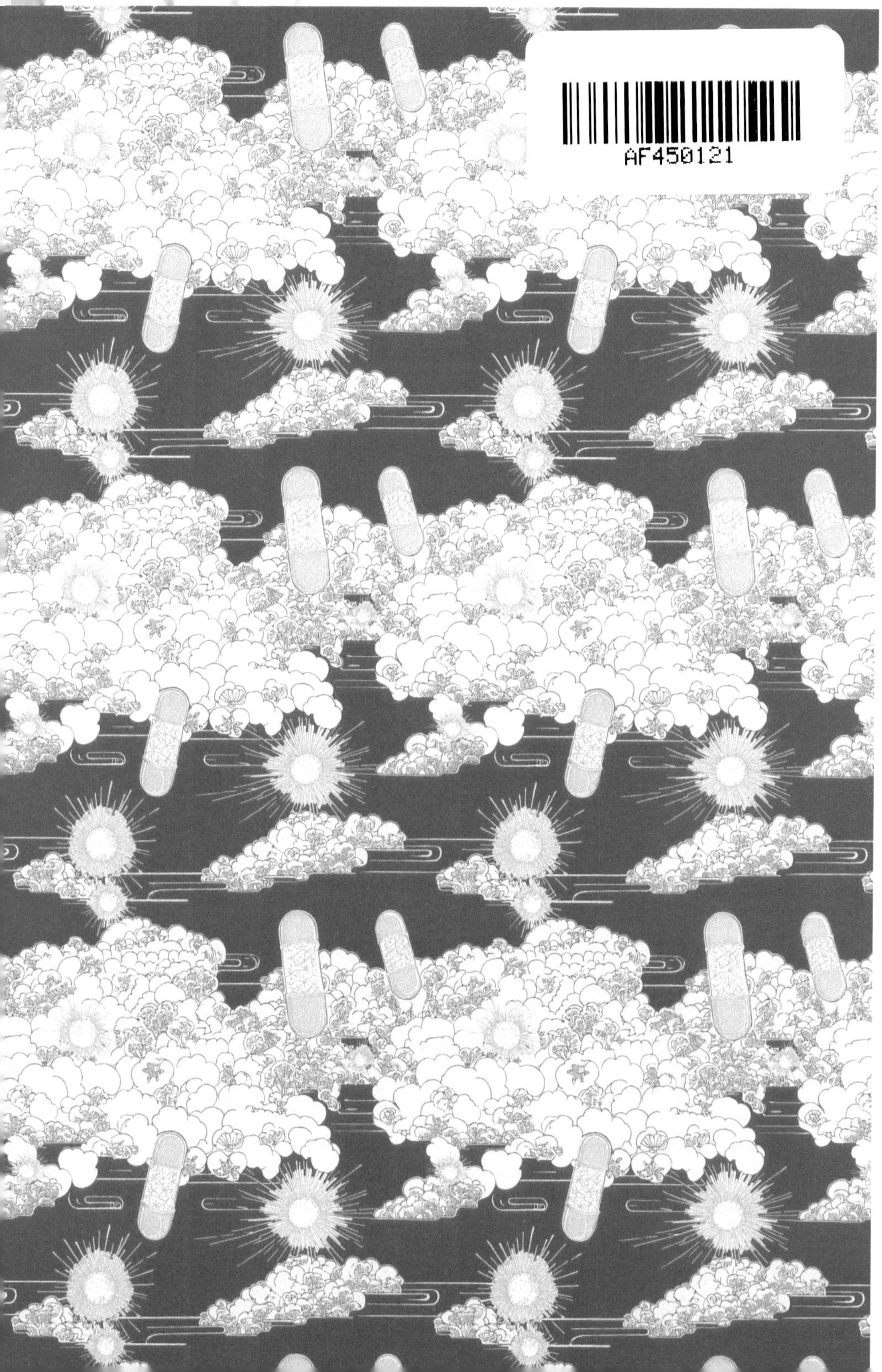
AF450121

# Índice

Artemis Saage

# Vitamina D3 y Calciferol: Guía Completa de Suplementación y Beneficios

**Todo sobre la vitamina D, desde la dosificación correcta hasta el monitoreo de niveles sanguíneos, efectos en el sistema inmune y la salud ósea**

178 Fuentes
13 Fotos / Gráficos
14 Ilustraciones

## Aviso legal

Saage Media GmbH
c/o SpinLab – The HHL Accelerator
Spinnereistraße 7
04179 Leipzig, Germany
E-Mail: contact@SaageMedia.com
Web: SaageMedia.com
Commercial Register: Local Court Leipzig, HRB 42755 (Handelsregister: Amtsgericht Leipzig, HRB 42755)
Managing Director: Rico Saage (Geschäftsführer)
VAT ID Number: DE369527893 (USt-IdNr.)

Editorial: Saage Media GmbH
Publicación: 12.2024
Diseño de portada: Saage Media GmbH
ISBN Tapa blanda: 978-3-384-45204-7
ISBN Ebook: 978-3-384-45205-4

**Queridos lectores,**

les agradezco de corazón que hayan elegido este libro. Con su elección, no solo me han brindado su confianza, sino también parte de su valioso tiempo. Lo aprecio mucho.

Vitamina D3 - la clave subestimada para un sistema inmunológico fuerte y huesos saludables. Las investigaciones más recientes muestran que una gran parte de la población presenta niveles subóptimos de vitamina D, con amplias repercusiones para la salud y el bienestar. Este libro especializado proporciona conocimientos actualizados de expertos sobre la suplementación específica de vitamina D3 y sus múltiples efectos en el organismo. Aprenderá cómo determinar su necesidad personal de vitamina D, encontrar la dosis adecuada e integrar la suplementación de manera segura en su vida diaria. Desde la importancia para el sistema inmunológico hasta la absorción óptima, aquí encontrará respuestas científicas a todas las preguntas importantes sobre el suministro de vitamina D3. Este libro ofrece una guía práctica para la aplicación segura y efectiva de vitamina D3 en altas dosis, basada en los resultados de investigaciones actuales. Comprenda el papel central de la vitamina D3 para su salud y aprenda cómo puede mejorar su bienestar de manera sostenible a través de una suplementación específica.

Les deseo ahora una lectura inspiradora y esclarecedora. Si tienen sugerencias, críticas o preguntas, agradezco sus comentarios. Solo a través del intercambio activo con ustedes, los lectores, las futuras ediciones y obras podrán mejorar aún más. ¡Manténganse curiosos!

**Artemis Saage**
Saage Media GmbH

- support@saagemedia.com
- Spinnereistraße 7 - c/o SpinLab – The HHL Accelerator, 04179 Leipzig, Germany

# Introducción

Para ofrecerle la mejor experiencia de lectura posible, nos gustaría familiarizarle con las características principales de este libro. Los capítulos están organizados en un orden lógico, permitiéndole leer el libro de principio a fin. Al mismo tiempo, cada capítulo y subcapítulo ha sido diseñado como una unidad independiente, por lo que también puede leer selectivamente secciones específicas que sean de particular interés para usted. Cada capítulo se basa en una investigación cuidadosa e incluye referencias completas. Todas las fuentes están directamente enlazadas, permitiéndole profundizar en el tema si está interesado. Las imágenes integradas en el texto también incluyen citas de fuentes apropiadas y enlaces. Una visión general completa de todas las fuentes y créditos de imágenes se encuentra en el apéndice enlazado. Para transmitir eficazmente la información más importante, cada capítulo concluye con un resumen conciso. Los términos técnicos están subrayados en el texto y se explican en un glosario enlazado ubicado directamente debajo. Para acceder rápidamente al contenido en línea adicional, puede escanear los códigos QR con su smartphone.

**Materiales adicionales de bonificación en nuestro sitio web**
En nuestro sitio web, ponemos a su disposición los siguientes materiales exclusivos:

- Contenido adicional y capítulos extra
- Un resumen general compacto
- Un archivo PDF con todas las referencias
- Recomendaciones de lectura adicional

El sitio web está actualmente en construcción.

SaageBooks.com/es/suplementacion_de_vitamina_d3-bonus-GA7MS2

# 1. Fundamentos de la suplementación con vitamina D3

a importancia de la vitamina D3 para nuestra salud se hace cada vez más evidente en la investigación médica. Lo que antes se asociaba principalmente con la salud ósea se revela cada vez más como un regulador versátil de numerosas funciones corporales. Pero, ¿cómo se forma y activa exactamente la vitamina D3 en nuestro cuerpo? ¿Qué papel juega en la regulación del sistema inmunológico? ¿Y por qué sufren tantas personas de una deficiencia a pesar de la posibilidad de producción endógena? La complejidad del suministro de vitamina D3 se hace especialmente evidente al considerar los diversos factores que influyen, desde la ubicación geográfica hasta los hábitos de vida individuales y las condiciones genéticas. Por lo tanto, la suplementación óptima requiere una comprensión fundamental de los procesos bioquímicos y su regulación en el cuerpo. En este capítulo se examinarán sistemáticamente las bases científicas de la formación y activación de la vitamina D3, así como las diferentes opciones de suplementación. El conocimiento de estas interrelaciones constituye la base para una optimización efectiva e individual del suministro de vitamina D3.

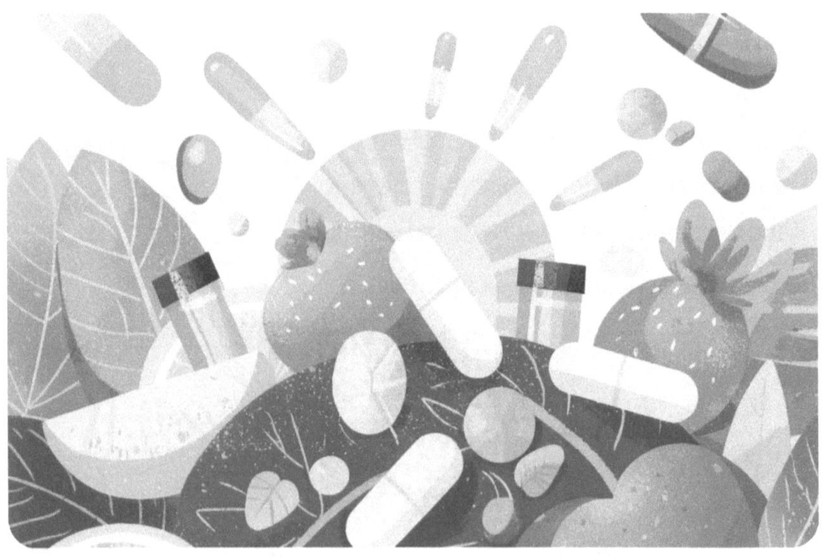

## 1. 1. Vitamina D3 y sus funciones en el cuerpo

l papel de la vitamina D3 en el cuerpo humano es mucho más complejo de lo que se había asumido durante mucho tiempo. ¿Cómo puede una sola vitamina influir en procesos tan diversos como el metabolismo del calcio, la defensa inmunológica y la fuerza muscular? ¿Qué sucede durante la transformación de una molécula inicialmente inactiva en una de las hormonas más importantes de nuestro cuerpo? Desde su formación en la piel hasta su activación en diferentes órganos, la vitamina D3 atraviesa transformaciones asombrosas. No solo regula el equilibrio del calcio, sino que también influye en la expresión de cientos de genes. El descubrimiento de receptores de vitamina D en casi todas las células del cuerpo ha ampliado fundamentalmente nuestra comprensión de sus diversas funciones. Las siguientes secciones iluminan los fascinantes procesos bioquímicos y muestran por qué un suministro óptimo de vitamina D3 es tan significativo para nuestra salud.

*„Sin vitamina D, solo se puede utilizar el 10-15% del calcio absorbido a través de la alimentación; con suficiente vitamina D, esta tasa aumenta al 30-40%.“*

## 1. 1. 1. Formación de vitamina D en la piel

a formación de vitamina D en la piel es un fascinante proceso bioquímico que depende en gran medida de la radiación solar. Cuando los rayos UVB impactan nuestra piel, se inicia una compleja cadena de reacciones [s1]. En la epidermis, la capa más externa de la piel, se encuentra la molécula 7-dehidrocolesterol (7-DHC), que se convierte en previtamina D3 bajo la influencia de la radiación UVB [s2]. Sin embargo, esta conversión inicial es solo el primer paso. La previtamina D3 formada se transforma posteriormente en vitamina D3 a través de un proceso térmico [s3]. Desde allí, entra en el torrente sanguíneo, donde sufre más transformaciones. En el hígado, se convierte inicialmente en 25-hidroxivitamina D3 (calcidiol) hidroxilada, la forma principal de vitamina D en la sangre. La activación final ocurre en los riñones, donde se convierte en 1,25-dihidroxivitamina D3 (calcitriol) - la forma biológicamente más activa [s4]. La eficiencia de la formación de vitamina D se ve influenciada por varios factores. Un factor especialmente importante es la ubicación geográfica. Las personas que viven en latitudes más altas pueden prácticamente no producir vitamina D en su piel durante los meses de invierno, un fenómeno conocido como "invierno de vitamina D" [s3]. En Alemania, por ejemplo, la síntesis efectiva de vitamina D es posible principalmente de marzo a octubre, siendo el tiempo óptimo entre las 10:00 y las 16:00 horas [s5]. La pigmentación de la piel también juega un papel crucial. Las personas con piel más oscura (tipo de piel VI) necesitan aproximadamente cinco veces más tiempo que las personas con piel muy clara (tipo de piel I) para producir la misma cantidad de vitamina D [s5]. Por ejemplo, para formar 1000 UI de vitamina D, una persona con tipo de piel I necesita alrededor de 5 minutos, mientras que alguien con tipo de piel VI necesita aproximadamente 25 minutos. La edad también influye significativamente en la formación de vitamina D. Las personas mayores a menudo tienen una capacidad reducida para la síntesis de vitamina D, ya que su piel contiene menos 7-DHC [s4]. Esto las hace especialmente vulnerables a la deficiencia de vitamina D. Para la aplicación práctica, esto significa: una exposición moderada al sol de 10-15 minutos, dos a tres veces por semana, suele ser suficiente para optimizar la producción de vitamina D [s6]. Sin embargo, se debe tener cuidado, ya que los mismos rayos UVB responsables de la producción de vitamina D también pueden causar quemaduras solares y daños en la piel. Curiosamente, las células de la piel (<u>queratinocitos</u>) tienen la capacidad de activar y utilizar vitamina D localmente [s4]. Esto es importante para diversas funciones de la piel, como el crecimiento celular, la cicatrización de heridas y el mantenimiento de la barrera cutánea. Para las personas que pasan mucho tiempo en interiores o viven en regiones del norte, puede ser útil la suplementación de vitamina D durante los meses de invierno [s3]. También las personas con piel más oscura, los ancianos y aquellos que deben evitar la luz solar por razones de salud deben estar atentos a su ingesta de vitamina D. El uso de protectores solares, aunque teóricamente influye en la producción de vitamina D, no conduce a una deficiencia con un uso normal [s6]. Un enfoque equilibrado es importante aquí: después de una breve exposición al sol sin protección, se debe usar protector solar para proteger la piel de daños.

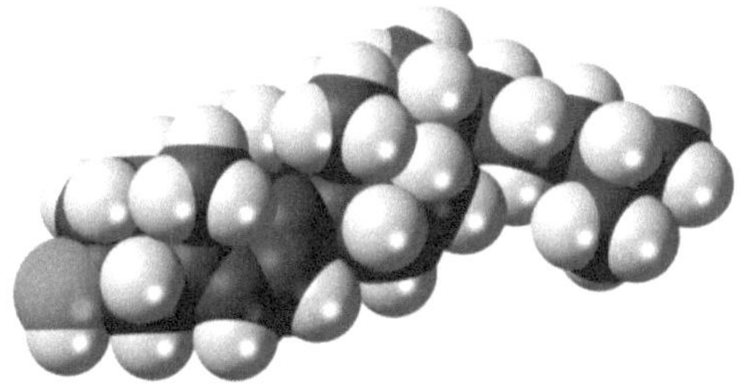

*7-dehidrocolesterol* [i1]

# Glosario

## Calcidiol

Forma de almacenamiento de la vitamina D en el cuerpo, que se mide para determinar el estado de vitamina D en la sangre

## Calcitriol

Forma similar a una hormona de la vitamina D que puede unirse directamente a los receptores de vitamina D en varias células del cuerpo

## Epidermis

La capa más externa de la piel, que se renueva completamente aproximadamente cada 4 semanas y está compuesta por varias capas de células

## Hidroxilación

Reacción química en la que se añade un grupo hidroxilo (OH) a una molécula, lo que cambia sus propiedades

## Keratinozyten

Células formadoras de queratina que constituyen aproximadamente el 90% de todas las células de la piel y son responsables de la formación de la capa córnea

# 1. 1. 2. Conversión a la forma activa

espués de la ingesta de vitamina D3, ya sea a través de la exposición al sol en la piel o mediante suplementos, comienza en el cuerpo un complejo proceso de activación. La vitamina D3, inicialmente inactiva, se almacena en las células grasas del cuerpo, donde sirve como reserva para momentos de menor disponibilidad [s7]. Este almacenamiento es especialmente importante para las personas en regiones del norte, que están expuestas a menos luz solar durante los meses de invierno. La activación se lleva a cabo en un proceso de dos etapas, controlado de manera precisa. En el hígado, una enzima específica convierte la vitamina D3 en una forma intermedia. Posteriormente, otra enzima realiza la conversión final a la forma biológicamente activa [s8]. Estos procesos enzimáticos son altamente eficientes y se han optimizado a través de la evolución [s9]. Particularmente interesante es la regulación de estos procesos de conversión: La producción de vitamina D3 activa en los riñones se controla de manera precisa por diversos factores como hormona paratiroidea, calcio, fosfato y FGF23 [s10]. Esto permite al cuerpo ajustar la activación de la vitamina D a sus necesidades actuales. Por ejemplo, si tiene un nivel bajo de calcio, se producirá más vitamina D activa para mejorar la absorción de calcio en el intestino. La forma activa, el 1,25-dihidroxivitamina D3, cumple diversas funciones en el cuerpo. Una función principal es la regulación del nivel de calcio en la sangre [s11]. Actúa como un director de orquesta, coordinando varios procesos: aumenta la absorción de calcio en el intestino y, si es necesario, puede movilizar calcio de los huesos. Particularmente fascinante es el descubrimiento de que las células inmunitarias activadas (macrófagos) también son capaces de activar la vitamina D localmente [s11]. Esto explica el importante papel de la vitamina D en nuestro sistema inmunológico. Por ejemplo, cuando se enfrenta a una infección, estas células pueden producir vitamina D activa de manera específica para apoyar la respuesta inmunitaria. El mecanismo de acción de la vitamina D3 activa es complejo y se basa en mecanismos epigenéticos. La hormona se une a su receptor (VDR) e influye en la expresión génica mediante la interacción con diversas proteínas como histona acetiltransferasas [s12]. Estos procesos moleculares explican por qué la vitamina D puede tener efectos tan diversos en el cuerpo, desde la salud ósea hasta la regulación inmunitaria. Curiosamente, también se ha descubierto una vía metabólica alternativa que conduce a la formación de varios hidroximetabolitos [s8]. Estos metabolitos también pueden tener actividades biológicas y amplían el espectro de los efectos de la vitamina D en el cuerpo. Para la aplicación práctica, esto significa: Es importante tener un suministro adecuado de vitamina D para que el cuerpo tenga suficiente material de partida para la activación. Debe tener en cuenta que los procesos de activación requieren tiempo, una razón por la cual la ingesta regular es más importante que dosis altas esporádicas. También debe considerar que ciertas enfermedades o medicamentos pueden influir en la activación. En tales casos, es especialmente importante consultar a un médico para determinar la dosis óptima. La eficiencia de la conversión ha mejorado significativamente en las últimas décadas gracias a nuevos conocimientos sobre las enzimas involucradas y las cepas microbianas [s9]. Esto también tiene implicaciones para el desarrollo de nuevos enfoques terapéuticos en diversas enfermedades.

## Glosario

### Epigenético

Cambios heredables en la actividad génica que no se basan en cambios en la secuencia de ADN

### Histona acetiltransferasa

Enzimas que añaden marcas químicas a las proteínas de empaquetamiento del ADN y pueden influir en la actividad de los genes

### Hormona paratiroidea

Una hormona producida por las glándulas paratiroides que regula el equilibrio de calcio y fosfato y trabaja en estrecha colaboración con la vitamina D

### Macrófago

Células del sistema inmunológico que pueden capturar y destruir patógenos

# 1. 1. 3. Regulación del metabolismo del calcio

a regulación del metabolismo del calcio es un sistema altamente complejo, en el que la vitamina D3 desempeña un papel central. Este proceso vital asegura que el nivel de calcio en la sangre se mantenga siempre dentro de un rango muy estrecho, lo cual es esencial para numerosas funciones corporales [s13]. Un aspecto fascinante es la eficiencia de la absorción de calcio en el intestino: sin vitamina D, solo se puede utilizar entre el 10 y el 15% del calcio que se ingiere con los alimentos. Con suficiente vitamina D, esta tasa aumenta a un impresionante 30-40% [s13]. Esto subraya la importancia de un suministro adecuado de vitamina D para las personas que dependen de una óptima absorción de calcio, como las mujeres embarazadas, las madres lactantes o las personas con un mayor riesgo de osteoporosis. A nivel molecular, la forma activa de la vitamina D3 (1,25(OH)2D3) controla cada paso del transporte de calcio a través de la pared intestinal. Esto se logra mediante la activación de diversas proteínas: el canal de calcio TRPV6 permite la absorción en las células intestinales, la proteína de unión al calcio Calbindin-D9k transporta el calcio a través de la célula, y la ATPasa de calcio PMCA1b asegura el transporte hacia la sangre [s14]. Se puede imaginar este proceso como un ballet cuidadosamente coreografiado, donde cada paso está perfectamente sincronizado con el siguiente. Las glándulas paratiroides también juegan un papel importante en este sistema de regulación. Producen la parathormon, que actúa como un termostato para el nivel de calcio [s15]. Cuando el nivel de calcio en la sangre disminuye, se libera más hormona paratiroidea. Esto conduce a tres ajustes importantes: 1. Liberación aumentada de calcio de los huesos 2. Aumento de la reabsorción de calcio en los riñones 3. Aumento de la activación de vitamina D Con la edad, este sistema finamente ajustado cambia. La capacidad de absorción de calcio en el intestino disminuye, lo que está relacionado con una menor expresión de las proteínas necesarias (TRPV6 y Calbindin-D9k) [s14]. Al mismo tiempo, la tasa de degradación de la vitamina D3 activa aumenta debido a la mayor actividad de la enzima CYP24A1 [s14]. Esto explica por qué las personas mayores a menudo sufren de deficiencia de calcio y vitamina D, y por ende tienen un mayor riesgo de osteoporosis.

Recomendaciones prácticas que se pueden derivar de estos hallazgos:
- Preste especial atención a un suministro adecuado de calcio y vitamina D en la vejez.
- Consuma comidas ricas en calcio preferiblemente junto con alimentos que contengan vitamina D.
- Tenga en cuenta que la absorción de calcio disminuye con la edad y ajuste su dieta en consecuencia.
- Hágase revisar regularmente los niveles de vitamina D y calcio, especialmente si pertenece a un grupo de riesgo.

La importancia de esta regulación precisa se hace especialmente evidente al considerar que el calcio no solo es importante para unos huesos saludables, sino que también es necesario para la contracción muscular, la transmisión de señales nerviosas y muchos otros procesos vitales [s16]. Un metabolismo del calcio que funcione correctamente es, por lo tanto, fundamental para nuestra salud.

# 1. 1. 4. Influencia en el sistema inmunológico

a vitamina D3 desempeña un papel central y fascinante en la regulación de nuestro sistema inmunológico. Su mecanismo de acción es extremadamente complejo y se lleva a cabo a través de diversos mecanismos que solo se han comprendido completamente en los últimos años [s17]. Un aspecto particularmente interesante es la capacidad de la vitamina D3 para influir tanto en el sistema inmunológico innato como en el adquirido. En las células inmunitarias se encuentran receptores específicos de vitamina D (VDR) y enzimas que permiten a las células procesar y utilizar la vitamina D directamente [s17]. Esto explica por qué las personas con deficiencia de vitamina D sufren con mayor frecuencia infecciones, especialmente en los meses de invierno, cuando la producción de vitamina D en el cuerpo ya está reducida [s18]. La acción inmunomoduladora de la vitamina D3 se manifiesta de manera especialmente impresionante en su capacidad para regular aproximadamente 900 genes diferentes [s19]. Un ejemplo práctico: cuando se enfrenta a un patógeno, la vitamina D3 apoya su defensa inmunológica al promover la producción de péptidos antimicrobianos, que son "antibióticos" naturales del cuerpo que pueden combatir bacterias, virus y hongos [s19].

Particularmente notable es el efecto equilibrante de la vitamina D3 en el sistema inmunológico. Funciona como un sabio director de orquesta, calmando un sistema inmunológico hiperactivo y activando uno demasiado débil [s20]. Esto ocurre, entre otras cosas, a través de:
- La promoción de células T regulatorias, que moderan reacciones inmunitarias excesivas
- La reducción de mediadores proinflamatorios
- El aumento de sustancias antiinflamatorias [s19]

Para las personas con enfermedades autoinmunitarias, es especialmente relevante que la vitamina D3 puede inhibir la sobre-reacción del sistema inmunológico [s20]. Estudios han demostrado que una deficiencia de vitamina D aumenta el riesgo de diversas enfermedades autoinmunitarias [s18]. Curiosamente, existen diferencias de género en este aspecto: en las mujeres, parece que el efecto de la vitamina D3 se ve potenciado por el estrógeno [s21].

Recomendaciones prácticas para la vida diaria:
- Preste especial atención a un suministro adecuado de vitamina D, especialmente en la temporada oscura
- Si tiene infecciones frecuentes, hágase revisar su nivel de vitamina D
- Las personas con enfermedades autoinmunitarias deben controlar regularmente su estado de vitamina D
- Las mujeres embarazadas y lactantes requieren atención especial respecto a su suministro de vitamina D

El efecto de la vitamina D3 en el sistema inmunológico también se extiende a la <u>barrera hematoencefálica</u>, donde regula la migración de células inmunitarias [s22]. Esto es especialmente importante para enfermedades neurológicas como la esclerosis múltiple, donde se ha asociado una deficiencia de vitamina D con un mayor riesgo de enfermedad [s23]. También es notable el papel de la vitamina D3 en la lucha contra el <u>estrés oxidativo</u> y en la mejora de la función de barrera en las vías respiratorias [s19]. Esto explica por qué un buen suministro de vitamina D es especialmente importante para la prevención de infecciones respiratorias.

**Inmunomodulador**
Describe la capacidad de una sustancia para alterar la actividad del sistema inmunológico; puede aumentarla o disminuirla

**Barrera hematoencefálica**
Una barrera natural entre los vasos sanguíneos y el tejido cerebral que mantiene alejadas las sustancias nocivas del cerebro

**Célula T**
Glóbulos blancos que maduran en el timo y desempeñan un papel central en la defensa inmunológica específica

**Estrés oxidativo**
Estado en el que hay demasiados compuestos de oxígeno agresivos en el cuerpo que pueden dañar células y tejidos

**Péptidos antimicrobianos**
Pequeñas moléculas de proteínas que actúan como antibióticos naturales y son parte de la defensa del cuerpo

# 1. 1. 5. Papel en la fuerza y función muscular

a vitamina D3 desempeña un papel crucial en la fuerza y función muscular, siendo su mecanismo de acción complejo y multifacético. En los músculos esqueléticos se encuentran receptores específicos de vitamina D (VDR), que optimizan el rendimiento muscular a diferentes niveles cuando hay un suministro adecuado [s24]. Particularmente interesante es la influencia a nivel celular: la vitamina D3 activa genes que regulan el crecimiento y la diferenciación muscular. Esto es especialmente relevante para las fibras musculares de contracción rápida (fibras tipo II), que son responsables del desarrollo de fuerza explosiva [s25]. El efecto genómico incluye la promoción de la disponibilidad de calcio en las células musculares, así como el apoyo a la diferenciación y proliferación de las células musculares [s26]. Un aspecto fascinante es el papel de la vitamina D3 en la función mitocondrial. Nuevas investigaciones muestran que una deficiencia afecta la capacidad oxidativa de los músculos esqueléticos. Las mitocondrias, como "centrales energéticas" de las células, no pueden funcionar de manera óptima con un suministro insuficiente de vitamina D, lo que impacta directamente en la provisión de energía y, por ende, en la fuerza muscular [s27]. Para los deportistas y personas activas, es especialmente relevante que la vitamina D3 puede reducir el tiempo de recuperación después del entrenamiento. Esto se logra mediante la promoción de la diferenciación y proliferación miogénica, así como la regulación a la baja de miostatina [s28]. Un ejemplo práctico: los atletas con niveles óptimos de vitamina D muestran una mejor capacidad de salto, máxima absorción de oxígeno y capacidad de esprintar [s24].

Los efectos de una deficiencia de vitamina D en la musculatura son amplios:
- Reducción de la fuerza y rendimiento muscular
- Aumento del riesgo de debilidad muscular y sarcopenia
- Tiempos de recuperación prolongados tras lesiones
- Sensibilidad a la insulina afectada en los músculos [s29]

Particularmente interesantes son los resultados de estudios clínicos: una suplementación de vitamina D3 en dosis altas llevó a un aumento del 34% en los niveles de suero y una mejora del 13% en la fuerza muscular en solo 8 días [s30]. Esto demuestra cuán rápido puede reaccionar el cuerpo a un suministro optimizado.

Para la aplicación práctica, se derivan las siguientes recomendaciones:
- Revisión regular del estado de vitamina D, especialmente durante la actividad deportiva intensa
- Atención especial en los meses de invierno, cuando la producción endógena se reduce
- Ajuste de la suplementación en caso de mayor necesidad (por ejemplo, entrenamiento intenso)
- Consideración de factores individuales como tipo de piel e intensidad del entrenamiento

La investigación también muestra una relación interesante entre la vitamina D3 y la producción de testosterona, lo que es relevante para el desarrollo muscular [s28]. Esto explica por qué un suministro óptimo de vitamina D puede ser especialmente importante para los atletas de fuerza. Para las personas mayores, el papel de la vitamina D3 en la salud muscular es especialmente importante. La suplementación puede no solo mejorar la fuerza muscular, sino también reducir el riesgo de caídas [s31]. Esto es particularmente relevante para la prevención de la pérdida muscular relacionada con la edad y el mantenimiento de la movilidad en la vejez.

**diferenciación miogénica**

Proceso de desarrollo en el que las células precursoras musculares inmaduras se convierten en células musculares funcionales. Importante para el crecimiento y regeneración muscular.

**Miostatina**

Una proteína que limita naturalmente el crecimiento muscular. Su inhibición puede llevar a un aumento del desarrollo muscular.

**Mitocondrio**

Orgánulos celulares que proporcionan energía en forma de ATP a la célula mediante el metabolismo de nutrientes. Un solo tejido muscular puede contener miles de ellos.

**Sarcopenia**

Una enfermedad relacionada con la edad, caracterizada por la pérdida progresiva de masa muscular, fuerza muscular y función muscular. Afecta principalmente a personas mayores de 60 años.

- La radiación UVB convierte el 7-dehidrocolesterol en la epidermis en previtamina D3.
- Las personas con tipo de piel VI necesitan aproximadamente cinco veces más que las de tipo I para la misma producción de vitamina D.
- Los queratinocitos pueden activar la vitamina D localmente y utilizarla para funciones cutáneas.
- La activación enzimática ocurre en un proceso de dos etapas controlado de manera precisa.
- Los macrófagos activados pueden activar la vitamina D localmente para funciones inmunológicas.
- La vitamina D actúa a través de mecanismos epigenéticos mediante la interacción con histona acetiltransferasas.
- Sin vitamina D, solo se puede utilizar el 10-15% del calcio alimentario; con vitamina D, la tasa aumenta al 30-40%.
- El transporte de calcio se realiza a través de canales TRPV6, Calbindina-D9k y bombas PMCA1b.
- Con la edad, la tasa de degradación de la vitamina D3 activa aumenta debido a la mayor actividad de CYP24A1.
- La vitamina D3 regula aproximadamente 900 genes diferentes en el sistema inmunológico.
- La vitamina D3 promueve la producción de péptidos antimicrobianos endógenos.
- El estrógeno refuerza el efecto inmunológico de la vitamina D3 en las mujeres.
- La vitamina D3 regula la migración de células inmunitarias en la barrera hematoencefálica.
- En los músculos esqueléticos, la vitamina D3 activa genes para el crecimiento y la diferenciación, especialmente en fibras de tipo II.
- Una suplementación en alta dosis llevó a un aumento del 34% en los niveles séricos y un 13% más de fuerza muscular en 8 días.

## 1. 2. Deficiencia de vitamina D y sus consecuencias

a importancia de la vitamina D para la salud humana va mucho más allá del metabolismo óseo. Pero, ¿cómo se produce realmente una deficiencia de vitamina D y cuáles son sus consecuencias para nuestro organismo? Mientras que más de mil millones de personas en todo el mundo se ven afectadas por una deficiencia de vitamina D, los síntomas a menudo permanecen sin ser reconocidos durante mucho tiempo. Especialmente en Europa, donde aproximadamente el 40% de la población presenta niveles insuficientes de vitamina D, surge la pregunta sobre las causas y las consecuencias para la salud. Desde la salud ósea hasta el sistema inmunológico y el estado mental, los efectos de una deficiencia de vitamina D pueden influir en cada aspecto de nuestra salud. La investigación científica de los últimos años ha revelado conexiones sorprendentes que han ampliado fundamentalmente nuestra comprensión del papel de esta vitamina esencial.

*„A nivel mundial, más de mil millones de personas se ven afectadas por una deficiencia de vitamina D, siendo la prevalencia en Europa especialmente alta, con aproximadamente el 40%."*

# 1. 2. 1. Factores de riesgo para la deficiencia de vitamina D

Una deficiencia de vitamina D puede ser favorecida por diversos factores de riesgo, que pueden ser tanto relacionados con el estilo de vida como genéticos o por enfermedades. A nivel mundial, más de mil millones de personas se ven afectadas por una deficiencia de vitamina D [s32], siendo la prevalencia en Europa especialmente alta, con aproximadamente el 40% [s33]. Uno de los principales factores de riesgo es la exposición insuficiente a la luz solar [s34]. Las personas que pasan poco tiempo al aire libre, por ejemplo, debido a trabajos de oficina predominantemente sedentarios, están particularmente en riesgo. Un consejo práctico sería planificar al menos 15-20 minutos de caminata al aire libre durante el mediodía, idealmente con los antebrazos y la cara descubiertos. La ubicación geográfica también juega un papel importante [s35]. En latitudes más altas, como en el norte y centro de Europa, la radiación UVB a menudo no es suficiente durante los meses de invierno para una adecuada producción de vitamina D. Las personas en estas regiones deberían prestar especial atención a una dieta rica en vitamina D y considerar la suplementación si es necesario [s36]. La pigmentación de la piel es otro factor significativo [s37]. Las personas con piel más oscura requieren una mayor exposición al sol para producir la misma cantidad de vitamina D que las personas con piel más clara. Los estudios muestran que los individuos no blancos presentan tasas más altas de deficiencia de vitamina D que los caucásicos europeos [s33]. Ciertas etapas y circunstancias de la vida aumentan significativamente el riesgo de deficiencia. Los lactantes amamantados están especialmente en riesgo, ya que la leche materna por sí sola no contiene suficiente vitamina D [s37]. Aquí, a menudo es necesaria una suplementación supervisada por un médico. Las personas mayores también tienen un riesgo elevado, ya que su piel produce vitamina D de manera menos eficiente y la función renal para activar la vitamina disminuye [s37]. Diversas enfermedades también pueden llevar a una deficiencia de vitamina D. En enfermedades crónicas de riñón o hígado, la conversión de vitamina D a su forma activa se ve afectada [s34]. La prevalencia entre los pacientes en diálisis oscila entre el 85 y el 99% [s33]. También las personas con enfermedades inflamatorias intestinales, celiaquía o después de cirugía bariátrica tienen un riesgo elevado debido a la capacidad de absorción limitada [s34]. La obesidad representa otro factor de riesgo importante [s37]. La grasa corporal se une a la vitamina D y evita su absorción en la sangre. Por lo tanto, las personas con sobrepeso deben prestar especial atención a su ingesta de vitamina D y, si es necesario, hablar con su médico sobre una suplementación adecuada. Ciertos medicamentos también pueden influir en el metabolismo de la vitamina D [s37]. Esto incluye algunos reductores de colesterol, antiepilépticos, esteroides y medicamentos para la pérdida de peso. Los pacientes que toman estos medicamentos deben revisar regularmente sus niveles de vitamina D. Los factores culturales y relacionados con el estilo de vida también juegan un papel. Las personas que cubren su piel en gran medida por razones religiosas o culturales, así como aquellas que utilizan protector solar de manera constante, tienen un mayor riesgo de deficiencia de vitamina D [s35]. Aquí podría ser útil encontrar un equilibrio entre la protección solar y la exposición controlada al sol, por ejemplo, mediante caminatas cortas por la mañana o por la tarde. Las consecuencias de una deficiencia de vitamina D son amplias y pueden causar diversos problemas de salud, desde complicaciones en el embarazo hasta enfermedades autoinmunes, así como un mayor riesgo de enfermedades cardiovasculares y ciertos tipos de cáncer [s32]. Por lo tanto, en presencia de factores de riesgo, es recomendable una revisión regular de los niveles de vitamina D y, si es necesario, una suplementación específica bajo supervisión médica.

### celiaquía

Enfermedad autoinmune hereditaria en la que el sistema inmunológico reacciona al gluten y daña la mucosa intestinal, lo que puede llevar a deficiencias nutricionales

### cirugía bariátrica

Intervención quirúrgica para la reducción de peso mediante la reducción del tamaño del estómago o el desvío del tracto digestivo, generalmente aplicada en casos de obesidad mórbida

### obesidad

Término médico para el sobrepeso severo, en el que la proporción de grasa corporal está patológicamente aumentada y se generan riesgos para la salud

### Prevalencia

Se refiere a la frecuencia de una enfermedad o condición en un grupo poblacional específico en un momento determinado, expresada como la proporción de afectados en relación con la población total

# 1. 2. 2. Síntomas de una deficiencia de vitamina D

na deficiencia de vitamina D puede manifestarse a través de diversos síntomas, siendo interesante que la mayoría de los afectados inicialmente no presenta quejas evidentes [s38]. Este hecho dificulta especialmente la detección temprana y subraya la importancia de exámenes de salud regulares, especialmente para personas con factores de riesgo conocidos. Los síntomas característicos incluyen principalmente molestias en el aparato locomotor. Estudios científicos demuestran una clara relación entre niveles bajos de vitamina D y efectos adversos en la salud ósea [s39]. Esto se manifiesta a menudo a través de dolores óseos difusos, que los afectados suelen describir como sordo y profundo. Especialmente por la mañana al levantarse o durante un esfuerzo físico prolongado, estos dolores pueden intensificarse. Un consejo práctico para la vida cotidiana es prestar atención a las primeras señales de advertencia, como dolores musculares y articulares recurrentes, y no desestimarlos como simples signos de envejecimiento. La sustancia ósea puede degradarse progresivamente con una deficiencia prolongada, lo que aumenta significativamente el riesgo de fracturas [s40]. Esto es especialmente problemático en personas mayores, que pueden ya tener una mayor tendencia a caídas. Por lo tanto, las personas en riesgo de caídas deberían adaptar su entorno doméstico en consecuencia, por ejemplo, instalando barras de apoyo en el baño o eliminando obstáculos como alfombras sueltas. Otro síntoma común es una debilidad muscular pronunciada, que se hace especialmente evidente al subir escaleras o al levantarse de cuclillas. Los afectados a menudo informan de una mayor fatiga en actividades cotidianas. Para contrarrestar esto, un entrenamiento de fuerza suave pero regular puede ser útil; sin embargo, antes de comenzar un programa de entrenamiento, se debe verificar el estado de vitamina D. Particularmente preocupante es el hallazgo de que una deficiencia severa de vitamina D aumenta drásticamente el riesgo de mortalidad excesiva e infecciones [s40]. Esto se observa de manera más clara en pacientes críticamente enfermos, donde los niveles bajos de vitamina D se correlacionan con una mayor gravedad de la enfermedad y mortalidad [s39]. También es interesante la relación en mujeres con <u>enfermedades hipermóviles</u>, que pueden tener un mayor riesgo de ciertos problemas ginecológicos [s41]. Esto subraya la complejidad de los efectos de una deficiencia de vitamina D en diferentes sistemas del cuerpo. Los síntomas también pueden manifestarse a nivel psicológico. Muchos afectados informan de cambios de humor y estados depresivos, especialmente durante la temporada oscura del año. Un ritmo diario regular con suficiente tiempo al aire libre puede mostrar efectos positivos. Debido a la a menudo inespecífica sintomatología, es importante considerar una posible deficiencia de vitamina D ante quejas persistentes como fatiga crónica, dolores musculares o infecciones recurrentes, y aclararlo mediante un análisis de sangre. Un reconocimiento y tratamiento tempranos pueden ayudar a evitar enfermedades secundarias graves. Para la autoobservación, es útil llevar un diario de síntomas, en el que se documenten las quejas, su intensidad y posibles factores desencadenantes. Estas anotaciones pueden proporcionar al médico tratante valiosas pistas para el diagnóstico.

Glosario

**hipermóvil**
Se refiere a una movilidad excesiva de las articulaciones que va más allá de lo normal. Puede ser congénita o surgir a través de ciertas enfermedades del tejido conectivo.

# 1. 2. 3. Relación con enfermedades autoinmunes

na deficiencia de vitamina D está estrechamente relacionada con el desarrollo y la progresión de diversas enfermedades autoinmunes [s42]. La investigación científica de los últimos años ha demostrado que la vitamina D no solo es importante para el metabolismo óseo, sino que también desempeña un papel central en la regulación del sistema inmunológico [s43]. Particularmente interesante es el componente de género: en las mujeres, la relación entre la deficiencia de vitamina D y las enfermedades autoinmunes parece ser especialmente pronunciada. Esto se debe, entre otras cosas, a que el estrógeno potencia el efecto de la vitamina D y conduce a una respuesta antiinflamatoria más fuerte [s44]. Este hallazgo es especialmente relevante, ya que muchas enfermedades autoinmunes son más comunes en mujeres. Ejemplos concretos de la relación entre la vitamina D y las enfermedades autoinmunes se encuentran en diversas patologías: En la esclerosis múltiple (EM), se ha demostrado que una deficiencia de vitamina D en la infancia se considera un factor de riesgo significativo [s45]. Por lo tanto, es recomendable que los padres presten especial atención a un suministro adecuado de vitamina D para sus hijos, especialmente en los primeros años de vida. Esto puede ser apoyado por estancias regulares al aire libre y una dieta equilibrada. En la diabetes tipo 1, un estudio de cohortes finlandés ha proporcionado resultados impresionantes: los niños que suplementaron regularmente con vitamina D desarrollaron diabetes tipo 1 un 80% menos [s45]. Esto subraya la importancia de un suministro adecuado de vitamina D en la primera fase de la vida. También en la artritis reumatoide, la vitamina D juega un papel importante. Los estudios demuestran que los niveles bajos de vitamina D se correlacionan con una mayor actividad de la enfermedad [s46]. Por lo tanto, los afectados deben revisar regularmente su estado de vitamina D y, si es necesario, suplementar bajo supervisión médica. Las propiedades inmunomoduladoras de la vitamina D son de particular interés [s42]. La vitamina puede inhibir el desarrollo de la autoinmunidad e influir en la expresión de ciertos receptores [s43]. En niños autistas, por ejemplo, se han encontrado correlaciones negativas significativas entre los niveles de vitamina D y autoanticuerpos [s47]. Para las mujeres embarazadas, el suministro de vitamina D es especialmente importante, ya que una ingesta adecuada durante el embarazo puede reducir el riesgo de asma y otras enfermedades alérgicas en el niño [s45]. Por lo tanto, las futuras madres deben monitorear de cerca su estado de vitamina D durante el embarazo. Las posibilidades terapéuticas a través de la suplementación de vitamina D son prometedoras, aunque la evidencia científica aún es en parte inconsistente [s48]. Es importante un enfoque individualizado que considere el perfil de riesgo personal y la enfermedad autoinmune específica.

Recomendaciones prácticas para los afectados:
- Control regular de los niveles de vitamina D, especialmente en caso de enfermedad autoinmune diagnosticada.
- Documentación de la actividad de la enfermedad en relación con el estado de vitamina D.
- Ajuste de los hábitos de vida con suficiente exposición a la luz solar.
- Dieta equilibrada con alimentos ricos en vitamina D.
- Suplementación específica bajo supervisión médica, si es necesario.

El mantenimiento de niveles adecuados de vitamina D debe entenderse como una medida preventiva contra las enfermedades autoinmunes [s49]. Cabe señalar que la variación genética del receptor de vitamina D puede influir en la susceptibilidad individual a ciertas enfermedades [s45].

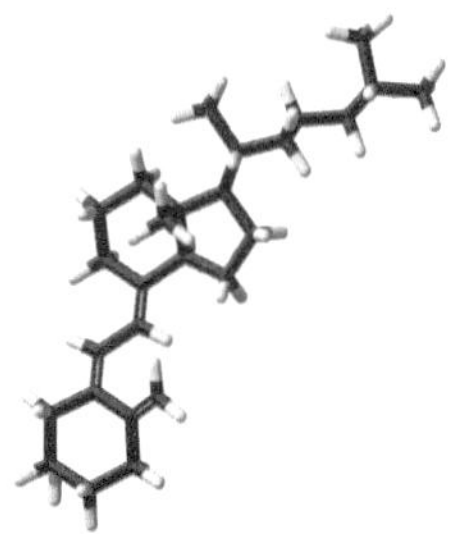

*Vitamina D* [i2]

## 1. 2. 4. Influencia en la salud mental

a influencia de la vitamina D en la salud mental es un área de investigación cada vez más importante, que ha recibido atención creciente en los últimos años. Estudios científicos muestran una clara relación entre la deficiencia de vitamina D y diversas enfermedades mentales, especialmente la depresión y la ansiedad [s50]. Particularmente notable es la alta praevalenz de trastornos mentales en personas con deficiencia de vitamina D. Un estudio realizado con estudiantes universitarios reveló que más del 60% de aquellos con deficiencia de vitamina D sufrían de depresión y aproximadamente el 66% de ansiedad [s50]. Estas cifras fueron significativamente más altas que en el grupo de control con niveles normales de vitamina D. La base biológica de esta relación radica en el importante papel que juega la vitamina D en el cerebro. La vitamina puede atravesar la bluthirnschranke y está presente en regiones del cerebro asociadas con el desarrollo de la depresión [s51] [s52]. Es especialmente interesante la capacidad de la vitamina D para regular factores neurotróficos, que son esenciales para la supervivencia y función de las neuronas [s52]. En hombres jóvenes, se ha demostrado una relación particularmente clara: un aumento en la concentración de vitamina D de solo 10 nmol/L resultó en una reducción del 8% en los niveles de depresión [s53]. Esto subraya la importancia de un suministro adecuado de vitamina D, especialmente en la juventud. Un consejo práctico para estudiantes y jóvenes profesionales sería tomar descansos regulares al aire libre, idealmente combinados con actividad física ligera. El vínculo es especialmente relevante en personas con enfermedades crónicas. En diabéticos, por ejemplo, se ha demostrado que la suplementación de vitamina D tiene efectos positivos en la salud mental [s54]. Por lo tanto, los afectados deberían revisar regularmente su estado de vitamina D en consulta con su médico. Curiosamente, también se observa una conexión entre la deficiencia de vitamina D y la intensidad del dolor crónico, lo que a su vez tiene repercusiones en la salud mental [s55]. Las personas con enfermedades de dolor crónico a menudo informan sobre síntomas depresivos aumentados con niveles bajos de vitamina D.

Las propiedades antioxidantes de la vitamina D también juegan un papel importante en la salud cerebral [s52]. Para las personas con un mayor riesgo de enfermedades mentales, podría ser útil una determinación preventiva de vitamina D. Un enfoque práctico sería integrar "rutinas de vitamina D" en la vida diaria, como por ejemplo:
- Paseos regulares durante la hora del almuerzo
- Diseño del lugar de trabajo cerca de una ventana
- Planificación consciente de actividades al aire libre
- Dieta equilibrada con alimentos ricos en vitamina D

Para la práctica clínica, esto significa que se debe considerar un cribado de vitamina D en el diagnóstico y planificación del tratamiento de trastornos del estado de ánimo [s52]. Aunque la evidencia sobre la eficacia terapéutica de la suplementación de vitamina D en enfermedades mentales ya existentes aún no es concluyente, los datos disponibles apoyan un enfoque preventivo. Para los afectados, es importante entender que el tratamiento de una deficiencia de vitamina D por sí solo no cura una enfermedad mental, pero puede ser útil como medida de apoyo dentro de un concepto de tratamiento integral. La suplementación debe realizarse siempre en consulta con el médico tratante y revisarse regularmente.

- Más de mil millones de personas en todo el mundo se ven afectadas por la deficiencia de vitamina D, y en Europa la prevalencia es de aproximadamente el 40%.

- En pacientes en diálisis, la prevalencia de deficiencia de vitamina D oscila entre el 85 y el 99%.

- Las personas con piel oscura requieren una mayor exposición a la luz solar para producir la misma cantidad de vitamina D.

- La obesidad es un factor de riesgo importante, ya que la grasa corporal se une a la vitamina D y evita su absorción en la sangre.

- Los medicamentos para reducir el colesterol, los antiepilépticos y los esteroides pueden afectar negativamente el metabolismo de la vitamina D.

- La mayoría de los afectados no presenta inicialmente síntomas evidentes.

- Un estudio de cohortes finlandés mostró que los niños con suplementación regular de vitamina D desarrollaron diabetes tipo 1 un 80% menos frecuentemente.

- En niños autistas se encontraron correlaciones negativas significativas entre los niveles de vitamina D y los autoanticuerpos.

- El estrógeno potencia la acción de la vitamina D y conduce a una respuesta antiinflamatoria más fuerte.

- En hombres jóvenes, un aumento de la concentración de vitamina D de 10 nmol/L resultó en una reducción del 8% en los niveles de depresión.

- El 60% de los estudiantes universitarios con deficiencia de vitamina D sufrían de depresión y el 66% de ansiedad.

- La vitamina D puede atravesar la barrera hematoencefálica y regula factores neurotróficos que son esenciales para la supervivencia de las neuronas.

# 1. 3. Fuentes de vitamina D3

a provisión de vitamina D3 es un complejo juego de diferentes fuentes. Mientras que nuestro cuerpo produce esta importante vitamina principalmente a través de la luz solar, surge la pregunta de qué otras opciones existen para satisfacer la demanda. ¿Qué tan efectivas son los alimentos naturales como fuente de vitamina D? ¿Qué papel juegan los productos enriquecidos en la provisión? ¿Y qué diferencias existen entre las distintas formas de suplementación? La elección de la fuente adecuada de vitamina D depende de factores individuales como el estilo de vida, los hábitos alimenticios y las condiciones de salud. Una comprensión sólida de las diferentes fuentes permite optimizar la provisión personal de vitamina D.

*„Los pescados grasos como el salmón, la caballa, el arenque y las sardinas son la fuente natural más importante de vitamina D.“*

# 1. 3. 1. Exposición natural a la luz solar

a exposición natural a la luz solar es la forma más importante para que el cuerpo humano produzca vitamina D3. Este proceso comienza cuando <u>los rayos UVB</u> del sol impactan nuestra piel y reaccionan con el 7-dehidrocolesterol presente [s56]. Inicialmente se forma la pre-vitamina D3, que luego se convierte en vitamina D3 y entra en el torrente sanguíneo durante varios días [s57]. La eficiencia de esta producción endógena de vitamina D3 se ve influenciada por numerosos factores. Son especialmente relevantes la latitud del lugar de residencia, la estación del año, la hora del día, así como factores individuales como la edad y la pigmentación de la piel [s58]. Por ejemplo, las personas con piel oscura pueden necesitar hasta diez veces más tiempo para producir la misma cantidad de vitamina D3 que las personas con piel clara [s56]. Esto debe tenerse en cuenta al planificar la exposición solar de manera individual. En las latitudes templadas, la producción endógena de vitamina D3 está especialmente marcada por la estacionalidad. Desde finales de marzo hasta finales de septiembre, la mayoría de las personas pueden cubrir su necesidad total de vitamina D a través de la luz solar [s59]. En los meses de invierno, de octubre a principios de marzo, la radiación UVB suele ser demasiado débil para una producción adecuada [s59]. Durante este tiempo, se recomienda una suplementación de vitamina D a través de la dieta o suplementos. Para una producción óptima de vitamina D3, se debe preferir estar al aire libre entre las 10 y las 15 horas [s58]. Una exposición solar moderada de 5 a 30 minutos, dos veces por semana, donde los brazos y las piernas estén descubiertos, puede ser suficiente para cubrir las necesidades básicas [s56]. Un consejo práctico es aprovechar la pausa del almuerzo para dar un breve paseo, exponiendo los antebrazos y la cara al sol. Curiosamente, la vitamina D producida por la luz solar permanece activa en el cuerpo por más tiempo que la que se obtiene de suplementos [s60]. El cuerpo cuenta con mecanismos de control efectivos que aseguran que solo se produzca la cantidad necesaria de vitamina D [s57]. Un ligero enrojecimiento de la piel dentro de las 24 horas posteriores a la exposición solar puede estimular la producción de 15,000-20,000 UI de vitamina D [s57]. Sin embargo, al exponerse al sol, no se debe descuidar la protección de la piel. Aunque los protectores solares reducen la absorción de UVB y, por ende, la síntesis de vitamina D [s56], estudios han demostrado que su uso diario no necesariamente conduce a una deficiencia de vitamina D

[s61]. Incluso con protector solar, suficientes rayos UV llegan a la piel para garantizar cierta producción de vitamina D. Para las personas que pueden pasar poco tiempo al aire libre o que presentan factores de riesgo especiales, el uso de tecnologías LED UVB específicas podría ser una alternativa. Estas emiten luz UVB con una longitud de onda específica, que es aproximadamente 3.5 veces más efectiva en la producción de vitamina D que en causar quemaduras solares [s60]. Tales sistemas pueden dosificar la dosis de UVB de manera personalizada, basándose en factores individuales como el tipo de piel y la disponibilidad local de luz solar. Es notable que aproximadamente el 77% de la población mundial presenta niveles bajos de vitamina D [s57]. Esto subraya la importancia de una exposición solar consciente y regular como parte de un estilo de vida saludable. Un enfoque práctico es trasladar actividades diarias como hacer llamadas telefónicas o breves reuniones al aire libre, siempre que sea posible, para apoyar la producción natural de vitamina D.

Glosario

**Rayos UVB**
Rayos ultravioletas de tipo B con una longitud de onda entre 280 y 315 nanómetros, que constituyen aproximadamente el 5% de la radiación UV que alcanza la superficie terrestre

## 1. 3. 2. Alimentos ricos en vitamina D

a ingesta de vitamina D a través de la dieta juega un papel importante en el suministro total, especialmente en los meses de invierno con poca luz solar. Sin embargo, la cantidad de alimentos naturales que contienen cantidades significativas de vitamina D es limitada [s62]. Los pescados grasos son la fuente natural más importante, destacando especialmente el salmón, la caballa, el arenque y las sardinas [s62] [s63]. Para optimizar la ingesta de vitamina D a través del pescado, se recomienda incluir al menos dos porciones de pescado graso en el

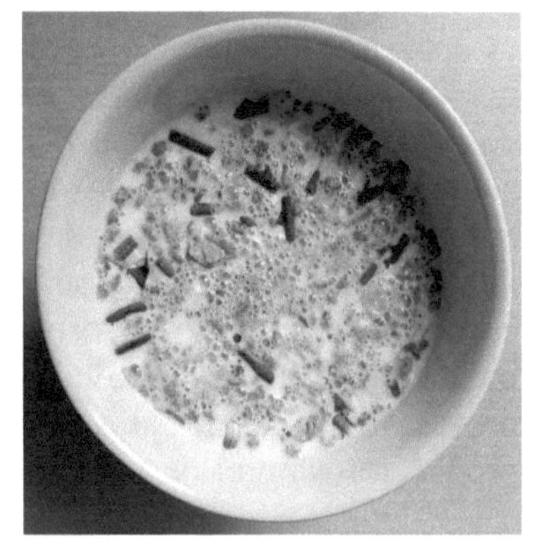

*Muesli* [i4]

menú semanal. Un consejo práctico es preparar patés de pescado caseros, como los de caballa o sardinas, que son excelentes como unt para el pan y al mismo tiempo representan una buena fuente de vitamina D. La yema de huevo también contribuye al suministro de vitamina D [s62]. Sin embargo, sería poco realista consumir cantidades excesivas de huevos para cubrir la necesidad diaria solo a través de ellos. No obstante, los huevos pueden contribuir al suministro total como parte de una dieta equilibrada. Un desayuno creativo con un huevo poché sobre pan integral o un revuelto casero con hierbas frescas son opciones sabrosas para obtener vitamina D a través de la yema. El hígado también contiene vitamina D [s62], aunque las mujeres embarazadas deben evitar su consumo, ya que el alto contenido de vitamina A podría dañar al feto. Para todos los demás, el hígado puede servir ocasionalmente como fuente de vitamina D, por ejemplo, en forma de platos tradicionales como paté de hígado o hígado frito con cebollas. Dado que los alimentos naturales por sí solos a menudo no son suficientes para cubrir las necesidades de vitamina D, los productos enriquecidos juegan un papel importante. Esto se observa especialmente en la leche: la leche natural no es una buena fuente de vitamina D por sí misma [s64], por lo que en muchos países se lleva a cabo un enriquecimiento. También ciertos untable de grasas y cereales para el desayuno se enriquecen con vitamina D

[s62] [s63]. Un enfoque práctico para la vida cotidiana es la combinación consciente de diferentes fuentes de vitamina D. Así, un desayuno optimizado en vitamina D podría consistir en un muesli enriquecido con leche enriquecida, complementado con un huevo y un untable de pan enriquecido con vitamina D. Para el almuerzo, un plato de pescado, como salmón a la parrilla con verduras, sería adecuado. Al hacer la compra, vale la pena buscar productos enriquecidos y comparar las etiquetas nutricionales. Se debe tener en cuenta que la biodisponibilidad de la vitamina D puede mejorarse con la ingesta simultánea de grasas saludables. Un truco es combinar alimentos ricos en vitamina D con aceites de alta calidad [s65]. La preparación también juega un papel importante: la vitamina D es relativamente estable al calor, sin embargo, los alimentos ricos en vitamina D deben ser preparados de manera suave. En el caso del pescado, se recomienda, por ejemplo, al vapor o una breve fritura a fuego medio, para conservar al máximo los valiosos nutrientes. Para las personas que siguen una dieta vegetariana o vegana, la obtención de vitamina D a través de la alimentación es especialmente desafiante, ya que las fuentes naturales más ricas son de origen animal. Aquí, los productos enriquecidos y estrategias alternativas como las bebidas vegetales enriquecidas con vitamina D adquieren una importancia especial.

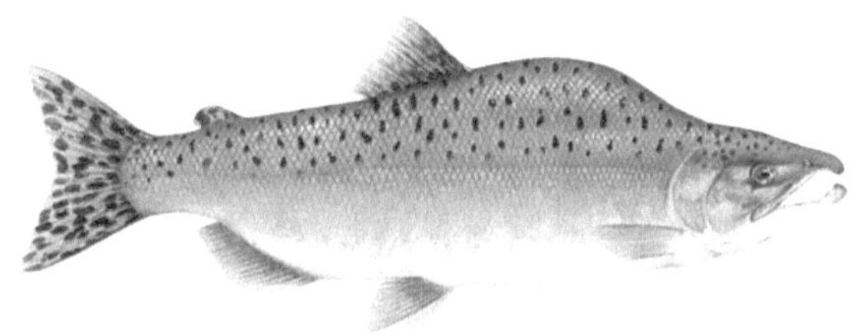

*Salmón* [i3]

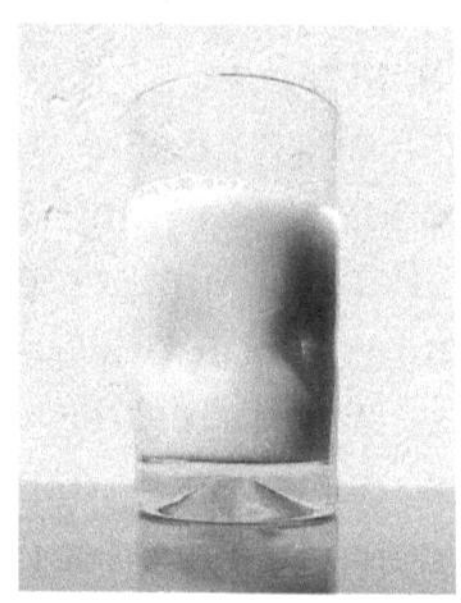

*Bebida vegetal* [i5]

## 1. 3. 3. Alimentos enriquecidos

a enriquecimiento sistemático de los alimentos con vitamina D tiene una larga historia que se remonta a la década de 1930. En ese momento, esta medida se introdujo por primera vez para combatir la rinitis [s66]. Desde entonces, el enriquecimiento de los alimentos se ha establecido como una estrategia importante para mejorar el suministro de vitamina D en la población. La eficacia de esta medida ha sido demostrada en varios estudios. Por ejemplo, en una investigación se mostró que las personas que consumían regularmente alimentos enriquecidos con vitamina D3 podían mantener niveles estables de vitamina D incluso durante los meses de invierno, mientras que en el grupo de control se observó una disminución estacional [s67]. Esto subraya el papel significativo de los alimentos enriquecidos, especialmente en épocas de escasa luz solar. Curiosamente, existen diferencias internacionales notables en la práctica de enriquecimiento. Mientras que, por ejemplo, en el Reino Unido la leche de vaca no se enriquece de forma estándar con vitamina D [s68], en otros países esta práctica es común. Por lo tanto, es importante que los consumidores sepan que los niveles de vitamina D de productos similares pueden variar significativamente según el país de origen. Un consejo práctico es prestar atención a la información nutricional al comprar, ya que el enriquecimiento con vitamina D debe ser indicado obligatoriamente [s69]. El enriquecimiento se realiza principalmente en dos formas: como vitamina D2 o D3 [s66]. Ambas formas son efectivas, siendo la vitamina D3 ligeramente mejor aprovechada por el cuerpo. Al seleccionar productos enriquecidos, los consumidores deben tener en cuenta las dosis diarias recomendadas, que para adultos son de 5 $\mu$g (200 IU) y durante las fases de crecimiento de 10 $\mu$g (400 IU) [s70]. Un ejemplo particularmente interesante de productos tradicionalmente enriquecidos es el aceite de hígado de bacalao [s71], que se ha utilizado durante generaciones para la suplementación de vitamina D. Sin embargo, las estrategias modernas de enriquecimiento son significativamente más diversas y abarcan una amplia gama de alimentos. Para optimizar la ingesta de vitamina D, se recomienda integrar de manera inteligente varios productos enriquecidos en la dieta.

Consejos prácticos para la vida diaria:
- Combine cereales enriquecidos con leche vegetal enriquecida para el desayuno
- Use margarina o untar enriquecidos
- Preste atención a los alimentos procesados que indiquen "enriquecido con vitamina D"
- Lleve un diario de alimentación para rastrear el consumo de productos enriquecidos
- Infórmese sobre las prácticas de enriquecimiento locales, especialmente durante estancias en el extranjero

El enriquecimiento sistemático de los alimentos es evaluado y ajustado continuamente por grupos de expertos [s67]. Esto garantiza que los programas de enriquecimiento permanezcan efectivos y seguros. Para los consumidores, esto significa que pueden confiar en los alimentos enriquecidos como parte de una dieta equilibrada. Otro aspecto importante es la combinación de diversas fuentes de vitamina D. Los alimentos enriquecidos no deben considerarse como la única fuente, sino como un complemento útil a las fuentes naturales de vitamina D y la exposición a la luz solar. Esto es especialmente relevante para las personas con una mayor necesidad de vitamina D o con acceso limitado a fuentes naturales. El desarrollo de nuevas tecnologías y estrategias de enriquecimiento avanza continuamente, lo que lleva a una selección cada vez mayor de productos enriquecidos. Esto ofrece a los consumidores cada vez más oportunidades para optimizar y personalizar su suministro de vitamina D.

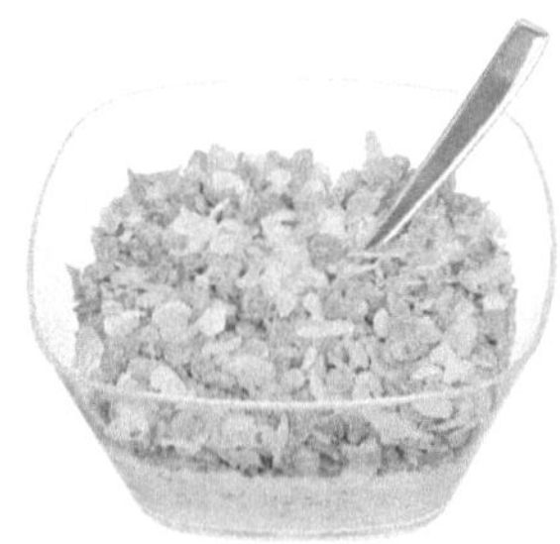

*Cereales* [i6]

## 1. 3. 4. Diferentes formas de preparados de vitamina D3

os preparados de vitamina D3 están disponibles en diferentes formas de dosificación, que varían en su aplicación y bioavailability. Las formas más comunes son tabletas, cápsulas y gotas [s72]. Esta variedad permite adaptar la suplementación a las necesidades y preferencias personales. Los preparados líquidos en forma de gotas ofrecen varias ventajas. Son especialmente adecuados para personas con dificultades para tragar o para niños pequeños. Además, pueden dosificarse con gran precisión, lo que es especialmente importante en la suplementación de bebés que necesitan 400 UI de vitamina D diariamente [s73]. Un consejo práctico para los padres es administrar las gotas de vitamina D directamente en el chupete o mezclarlas con un poco de leche materna extraída. Las tabletas y cápsulas son las formas de dosificación clásicas y son especialmente adecuadas para adultos. Son fáciles de manejar y permiten una dosificación estandarizada. Para personas con dificultades para tragar, también existen tabletas masticables o variantes que se disuelven. Al tomar, se debe tener en cuenta que la vitamina D es liposoluble; por lo tanto, la absorción se mejora si los preparados se toman con una comida rica en grasas. Los preparados de vitamina D son especialmente importantes para personas con trastornos de absorción de grasas, intolerancia a la lactosa o alergias a la leche [s74]. Para estos grupos de personas, hay formulaciones especiales disponibles que garantizan una mejor absorción. Un enfoque práctico es el uso de preparados microencapsulados o gotas a base de aceite. La dosificación de los preparados debe orientarse a las necesidades individuales. Mientras que la recomendación general para adultos es de 15 mcg (600 UI), las personas mayores de 70 años necesitan 20 mcg (800 UI) diariamente [s73]. En caso de deficiencia comprobada o factores de riesgo especiales, pueden ser necesarias dosis más altas [s75]. Un aspecto bioquímico importante es la conversión de la vitamina ingerida en el cuerpo. Tanto la vitamina D3 como la D2 se convierten inicialmente en 25-hidroxivitamina D (calcidiol) antes de ser activadas en los riñones a $1\alpha$,25-dihidroxivitamina D (calcitriol) [s76]. Estas vías metabólicas deben tenerse en cuenta al elegir el preparado.

Para la aplicación práctica, se recomienda un enfoque sistemático:
- Elija una forma de dosificación que se adapte a su estilo de vida
- Tome el preparado regularmente a la misma hora del día
- Documente la ingesta en un calendario o una aplicación
- Hágase revisar regularmente los niveles de vitamina D
- Almacene los preparados en un lugar fresco y protegido de la luz

La elección del preparado adecuado debe hacerse en coordinación con personal médico, especialmente si ya existen limitaciones de salud. También se deben considerar posibles interacciones con otros medicamentos.

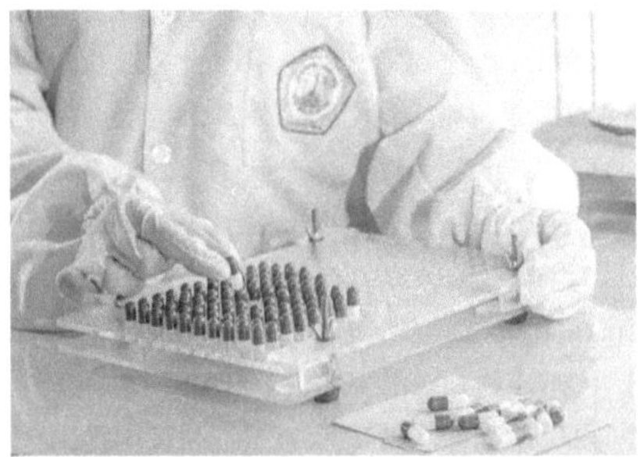

*Cápsulas* [i7]

# 1. 3. 5. Diferencias entre la vitamina D2 y D3

as dos formas más importantes de vitamina D - vitamina D2 (Ergocalciferol) y vitamina D3 (Colecalciferol) - difieren notablemente en su origen y eficacia [s77]. Mientras que la vitamina D2 se produce principalmente en plantas, hongos y invertebrados, la vitamina D3 es la forma que el cuerpo humano puede producir por sí mismo [s78]. Una diferencia esencial radica en la estructura química: la vitamina D3 posee un doble enlace adicional y un grupo metilo, lo que explica su mayor eficacia [s78]. Estas diferencias estructurales conducen a una eficacia aproximadamente un 87% superior de la vitamina D3 en el aumento y mantenimiento de los niveles de vitamina D en la sangre. En términos prácticos, esto significa que los suplementos de vitamina D3 permiten una retención en el cuerpo de 2 a 3 veces mayor que cantidades comparables de vitamina D2 [s79]. La diferente afinidad de unión a la proteína transportadora de vitamina D es otro aspecto importante. La vitamina D3 se une más fuertemente a esta proteína de transporte, lo que resulta en una mejor disponibilidad en el cuerpo [s78]. Un consejo práctico para los consumidores es, por lo tanto, optar preferentemente por suplementos de vitamina D3, ya que estos son más eficaces para el organismo. La tasa de degradación también juega un papel importante: la vitamina D2 se descompone más rápidamente que la vitamina D3, lo que permite que esta última permanezca más tiempo en el cuerpo y pueda ejercer su efecto [s78]. Para las personas que desean optimizar su ingesta de vitamina D, esto significa que pueden lograr intervalos de ingesta más prolongados con suplementos de vitamina D3. Es interesante para vegetarianos y veganos que la vitamina D2 se encuentra en algunas plantas y especialmente en hongos que han estado expuestos a la radiación UVB [s80] [s77]. Sin embargo, deben ser conscientes de su menor eficacia y considerar dosis más altas o buscar suplementos de vitamina D3 veganos que se obtienen de líquenes. En análisis de sangre, las cantidades de vitamina D2 y D3 pueden ser detectadas por separado [s81], lo que es importante para la adaptación individual de la dosis. Esto permite un monitoreo preciso de la ingesta y ayuda a optimizar la suplementación. La mayoría de los estudios científicos confirman la superior eficacia de la vitamina D3 sobre la D2 en el aumento de los niveles de vitamina D en la sangre, aunque algunos estudios no han encontrado diferencias significativas [s78]. Para la aplicación práctica, se recomienda, siempre que sea posible, preferir la vitamina D3. Un enfoque práctico para la vida cotidiana es la combinación de diversas fuentes de vitamina D: mientras que se obtiene principalmente vitamina D3 a través de la luz solar y alimentos de origen animal, también se puede consumir vitamina D2 adicionalmente a través de la ingesta de hongos. Sin embargo, al suplementar, se debe priorizar los suplementos de vitamina D3 para beneficiarse de su mejor eficacia. Para las personas con condiciones de salud específicas o una mayor necesidad de vitamina D, la elección de la forma correcta de vitamina D es especialmente importante. En tales casos, la suplementación debe coordinarse con un experto en salud que también pueda considerar las necesidades individuales y posibles contraindicaciones.

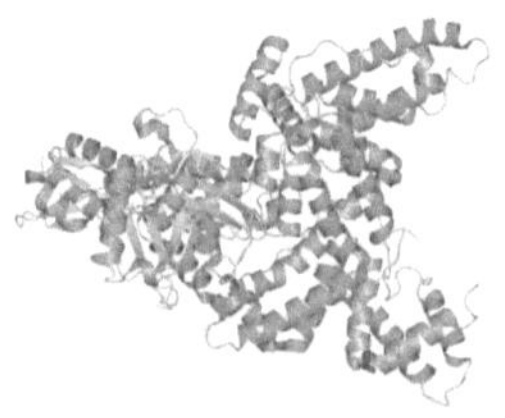

*Proteína de unión a la vitamina D* [i8]

## Colecalciferol

La forma natural de la vitamina D que se forma en la piel a partir de 7-dehidrocolesterol.

## Ergocalciferol

Una vitamina liposoluble que se forma a partir de ergosterol mediante radiación UV y se encuentra principalmente en hongos.

## Grupo metilo

Un grupo químico compuesto por un átomo de carbono y tres átomos de hidrógeno, que es importante para muchos procesos biológicos.

## Invertebrado

Animales invertebrados como insectos, gusanos o moluscos que no poseen un esqueleto interno.

- Los rayos UVB reaccionan con 7-dehidrocolesterol en la piel para formar pre-vitamina D3.

- Las personas con piel oscura necesitan hasta diez veces más tiempo para producir la misma cantidad de vitamina D3.

- Un leve enrojecimiento de la piel puede estimular la producción de 15,000-20,000 UI de vitamina D.

- El 77% de la población mundial presenta niveles bajos de vitamina D.

- Las tecnologías de LED UVB son 3.5 veces más efectivas en la producción de vitamina D que en la causación de quemaduras solares.

- La biodisponibilidad de la vitamina D se mejora con la ingesta simultánea de grasas saludables.

- La fortificación sistemática de alimentos con vitamina D comenzó en la década de 1930.

- La vitamina D3 permite un almacenamiento 2 a 3 veces mayor en el cuerpo que la vitamina D2.

- La vitamina D2 es producida principalmente por plantas, hongos e invertebrados.

- El enlace doble adicional y el grupo metilo en la vitamina D3 explican su 87% de mayor eficacia.

- La vitamina D3 se une más fuertemente a la proteína de transporte que se une a la vitamina D.

- La vitamina D2 se descompone más rápidamente que la vitamina D3.

- La vitamina D3 vegana puede obtenerse de líquenes.

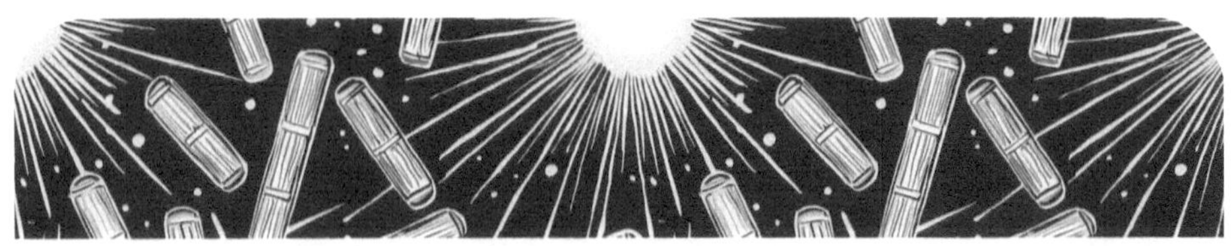

- La formación de vitamina D3 en la piel se produce a través de la radiación UVB a partir de 7-dehidrocolesterol, siendo la eficiencia altamente dependiente del tipo de piel y la ubicación geográfica.

- Las personas con tipo de piel VI necesitan aproximadamente cinco veces más tiempo que las personas con tipo de piel I para producir la misma cantidad de vitamina D.

- La activación de la vitamina D3 ocurre en un proceso de dos etapas en el hígado y los riñones, regulado por diversas hormonas como la paratohormona y FGF23.

- Sin vitamina D, solo se puede absorber entre el 10 y el 15% del calcio alimentario; con suficiente vitamina D, la tasa aumenta al 30-40%.

- La vitamina D3 regula aproximadamente 900 genes diferentes y tiene efectos amplios sobre el sistema inmunológico, la fuerza muscular y la salud mental.

- En diabéticos, la suplementación con vitamina D3 ha mostrado efectos positivos en la salud mental.

- La eficiencia de la producción endógena de vitamina D disminuye con la edad, ya que la piel contiene menos 7-DHC.

- La vitamina D3 es aproximadamente un 87% más efectiva que la D2 para aumentar los niveles en sangre y se almacena mejor en el cuerpo.

- Una suplementación de vitamina D3 en altas dosis condujo en estudios a un aumento del 34% en los niveles de suero y a una mejora del 13% en la fuerza muscular en solo 8 días.

- Las células inmunitarias activadas pueden activar la vitamina D localmente, lo que apoya su función defensiva.

- La adecuada provisión de esta vitamina esencial depende de la dosificación correcta; más sobre esto en el próximo capítulo sobre la aplicación práctica de la vitamina D3.

# 2. Dosificación y aplicación de vitamina D3

a dosificación y aplicación correcta de la vitamina D3 plantea preguntas para muchas personas: ¿Cuál es el mejor momento para tomarla? ¿Qué forma de presentación es la más adecuada? ¿Y cuánta vitamina D3 necesitan realmente los diferentes grupos de personas? Las respuestas son complejas, ya que la provisión óptima de vitamina D3 depende de numerosos factores individuales. La edad, el peso, el tipo de piel y las enfermedades preexistentes son relevantes, así como la ubicación geográfica del lugar de residencia y los hábitos de vida personales. La estación del año también influye significativamente en la necesidad. Particularmente relevante es la cuestión de los posibles riesgos: ¿Cuándo una suplementación sensata se convierte en una sobredosis potencialmente peligrosa? ¿Qué interacciones pueden ocurrir con otros medicamentos? ¿Y cómo se puede monitorear de manera confiable el nivel de vitamina D? Los hallazgos científicos de los últimos años han ampliado considerablemente nuestra comprensión sobre la provisión óptima de vitamina D3. Lo que antes se consideraba suficiente, hoy a menudo se clasifica como demasiado bajo. Estos nuevos conocimientos permiten una dosificación más precisa e individualizada, siempre que se conozcan los factores decisivos.

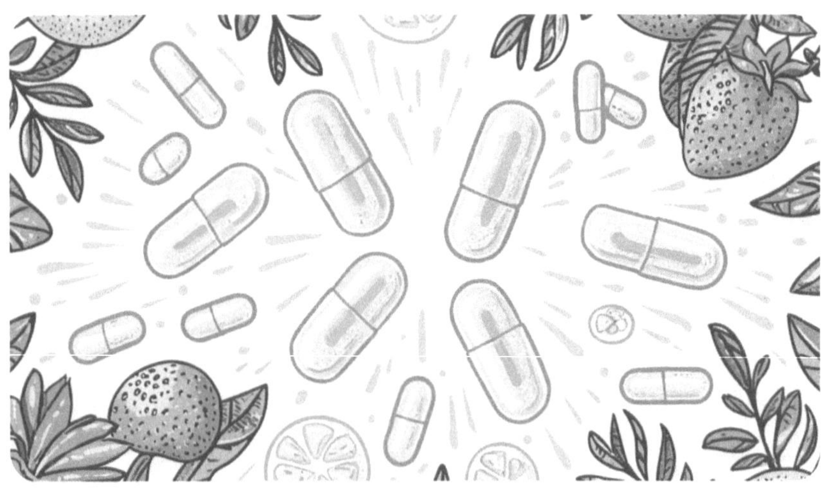

## 2. 1. Dosis diaria recomendada

a pregunta sobre la dosis adecuada de vitamina D3 ha ocupado a médicos y científicos durante años. ¿Cuánto necesita realmente el cuerpo? ¿Por qué las recomendaciones de diferentes organizaciones de salud a veces difieren considerablemente? ¿Y por qué la producción natural de vitamina D a través de la luz solar no es suficiente para muchas personas? Las respuestas a estas preguntas son complejas y dependen de numerosos factores individuales. La edad, el peso, el tipo de piel, el estilo de vida y posibles enfermedades preexistentes juegan un papel importante en la determinación de la necesidad personal de vitamina D3. Mientras que para algunas personas las recomendaciones estandarizadas son suficientes, otras requieren dosis significativamente más altas. Los actuales hallazgos científicos sobre la provisión óptima de vitamina D3 abren nuevas perspectivas para una suplementación individualizada que va mucho más allá de las recomendaciones estándar clásicas.

*„El límite superior seguro de ingesta para adultos es de 4000 UI (100 microgramos) por día.“*

## 2. 1. 1. Recomendaciones generales para adultos

as recomendaciones para la ingesta diaria de vitamina D3 en adultos varían según la edad, la situación de vida y diversos factores de salud. Para adultos sanos entre 19 y 70 años, se recomienda una dosis diaria de 600 UI (Unidades Internacionales) o 15 microgramos [s82]. A partir de los 71 años, esta recomendación aumenta a 800 UI (20 microgramos) al día, ya que las personas mayores pueden absorber y metabolizar la vitamina D y el calcio de manera menos eficiente [s83]. Sin embargo, investigaciones más recientes sugieren que estas recomendaciones estándar pueden estar subestimadas. Algunos expertos recomiendan una ingesta diaria más alta, entre 1500 y 2000 UI, para mantener un nivel óptimo de 25-hidroxivitamina D de al menos 30 ng/mL en sangre [s84]. Esto es especialmente relevante para las personas que pasan poco tiempo al aire libre o viven en regiones con poca luz solar. En tales casos, la ingesta diaria debería ser de al menos 1000 UI [s85]. Para la implementación práctica, esto significa que las personas que, por ejemplo, trabajan en una oficina y pasan la mayor parte del tiempo en interiores, deben prestar especial atención a un suministro adecuado de vitamina D, especialmente durante los meses de otoño e invierno. Un paseo diario de 15 minutos al mediodía con manos y cara descubiertas puede ser útil. Sin embargo, en muchos casos, una suplementación adicional es recomendable. El límite superior seguro de ingesta para adultos es de 4000 UI (100 microgramos) por día [s82]. Curiosamente, estudios muestran que incluso una ingesta diaria de hasta 5000 UI no causa efectos secundarios graves [s86]. Sin embargo, la suplementación por encima de 2000 UI debe realizarse solo después de consultar a un profesional médico. Para mujeres embarazadas y lactantes, se aplican las mismas recomendaciones básicas que para otros adultos: 600 UI al día [s87]. Sin embargo, deben monitorear su suministro de vitamina D con especial cuidado, ya que la necesidad puede ser mayor durante estas fases de la vida. Un aspecto importante es el control del nivel de vitamina D en sangre. Un valor de al menos 50 nmol/L (20 ng/mL) se considera suficiente para la salud ósea [s82]. Sin embargo, los valores óptimos son de 70 nmol/L o más, ya que se asocian con diversos beneficios para la salud [s88]. Para alcanzar estos valores, puede ser útil determinar el estado de vitamina D mediante un análisis de sangre y ajustar la suplementación en consecuencia. Consejos prácticos para la vida diaria: además de la suplementación, el suministro de vitamina D puede apoyarse mediante ejercicio regular al aire libre. Es importante tener en cuenta que los protectores solares pueden reducir la producción natural de vitamina D del cuerpo. Una dieta equilibrada con alimentos ricos en vitamina D, como pescado graso, huevos y productos lácteos fortificados, también puede contribuir al suministro total, aunque la dieta por sí sola generalmente no es suficiente para cubrir completamente las necesidades. Particularmente, las personas con piel oscura, con sobrepeso o aquellas que, por razones culturales o de salud, mantienen su piel mayormente cubierta, deben prestar especial atención a su suministro de vitamina D y considerar dosis más altas si es necesario [s89].

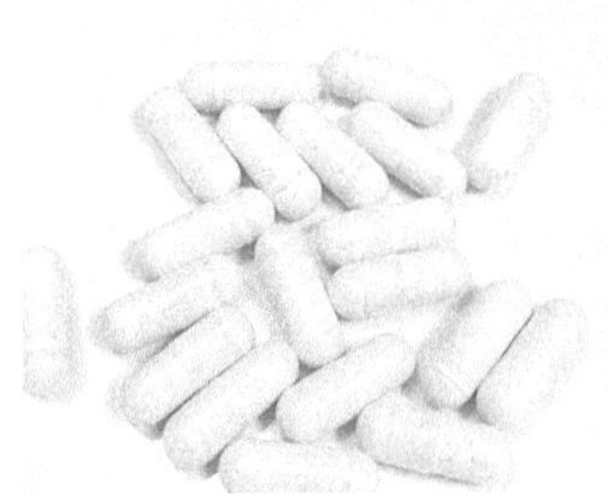

*Suplementación* [i9]

### Nanogramo por mililitro

Una medida de concentración que equivale a una milmillonésima de gramo por mililitro y se utiliza comúnmente para medir cantidades muy pequeñas de sustancias.

### Nanomol por litro

Una unidad de concentración en el sistema internacional de unidades que indica la cantidad de sustancia en nanomoles por litro.

### Unidad Internacional

Una unidad de medida estandarizada para sustancias biológicamente activas, establecida internacionalmente para medir de manera uniforme la potencia de vitaminas y otras sustancias.

## 2. 1. 2. Dosificación para niños y adolescentes

a provisión de vitamina D3 juega un papel importante en el desarrollo saludable de niños y adolescentes desde el nacimiento. Las recomendaciones actuales se han corregido al alza en los últimos años, ya que las dosis anteriores de 200 UI se consideraron demasiado bajas [s90]. Para los recién nacidos en el primer mes de vida, se recomienda una dosis diaria de 300-400 UI [s91]. Esta provisión básica es especialmente importante, ya que los lactantes no deben estar expuestos a la luz solar directa en las primeras semanas de vida. En la práctica, esto significa que los padres deben discutir y comenzar la suplementación de vitamina D3 idealmente con el pediatra inmediatamente después del nacimiento.

Desde el segundo mes de vida hasta los 18 años, la dosis diaria recomendada oscila entre 400 y 1,000 UI [s91]. Se aplican las siguientes pautas específicas por edad:
- Lactantes 0-6 meses: 400 UI (10 $\mu$g) diariamente
- Lactantes 7-12 meses: 400 UI (10 $\mu$g) diariamente
- Niños pequeños 1-3 años: 600 UI (15 $\mu$g) diariamente
- Niños 4-8 años: 600 UI (15 $\mu$g) diariamente [s92]

La suplementación es especialmente importante para los niños que consumen menos de un litro de leche enriquecida con vitamina D al día [s93]. En la práctica, esto afecta a la mayoría de los niños, ya que un consumo de leche tan alto es poco común. Por lo tanto, los padres deben prestar especial atención a una adecuada provisión de vitamina D3, especialmente en los meses de invierno.

En caso de deficiencia de vitamina D comprobada, pueden ser necesarias dosis significativamente más altas. Las dosis terapéuticas varían según el grupo de edad:
- Hasta 1 año: 1,000-3,000 UI diariamente
- 1-12 años: 3,000-6,000 UI diariamente
- 12-18 años: 6,000-10,000 UI diariamente [s91]

Sin embargo, tales dosis altas deben administrarse exclusivamente bajo supervisión médica y tras un control regular de los valores sanguíneos. Para evitar sobredosis, se han establecido los siguientes límites superiores (UL - Nivel Superior):
- Lactantes 0-6 meses: 1,000 UI (25 $\mu$g)
- Lactantes 7-12 meses: 1,500 UI (38 $\mu$g)
- Niños pequeños 1-3 años: 2,500 UI (63 $\mu$g)
- Niños 4-8 años: 3,000 UI (75 $\mu$g) [s92]

Para la implementación práctica en la vida diaria, se recomienda establecer rutinas fijas. La administración de vitamina D3 puede, por ejemplo, asociarse con el desayuno matutino o el cepillado de dientes por la noche. En el caso de los lactantes, se puede administrar durante una de las comidas. La suplementación debe realizarse durante todo el año, incluso si los niños pasan mucho tiempo al aire libre.

Los padres deben prestar especial atención a la provisión de vitamina D en:
- Niños de piel oscura
- Niños que pasan la mayor parte del tiempo en espacios cerrados
- Niños que usan ropa cubriente por razones culturales o de salud
- Niños con exposición limitada a la luz solar
- Niños con sobrepeso

La suplementación debe complementarse con actividad física regular al aire libre. Un buen compromiso entre la protección solar y la formación de vitamina D es permitir que los niños jueguen al aire libre durante aproximadamente 10-15 minutos con los antebrazos y las piernas descubiertos en las horas de la mañana o en la tarde. Sin embargo, se debe evitar quemaduras solares. Se recomienda un control regular del estado de vitamina D por parte del pediatra, especialmente en grupos de riesgo o cuando hay signos de deficiencia. De este modo, la dosis puede ajustarse individualmente según sea necesario para garantizar una provisión óptima.

**Nivel Superior**

Se refiere a la cantidad máxima segura de ingesta diaria de un nutriente, donde no se esperan riesgos para la salud. Establecido por las autoridades de salud.

## 2. 1. 3. Ajuste de la dosis para personas mayores

as personas mayores tienen una mayor necesidad de vitamina D3, ya que su piel produce menos vitamina D de manera eficiente con la edad y la absorción en el intestino disminuye [s94]. Por lo tanto, el ajuste de la dosis para este grupo de edad es especialmente importante para minimizar los riesgos para la salud y mantener la calidad de vida. Los resultados de investigaciones actuales muestran que la ingesta diaria de 800 a 1000 UI de vitamina D3 reduce significativamente el riesgo de caídas en las personas mayores en un 22% [s95]. Aún más impresionantes son los resultados con una dosis de 700 a 1000 UI diarias, que puede reducir el riesgo de caídas en un 34% [s96]. Estos hallazgos son especialmente relevantes para los ancianos que viven en residencias de cuidado o que ya tienen antecedentes de caídas. Para una adecuada provisión, los expertos recomiendan a las personas mayores de 70 años una dosis diaria de 2000 UI (50 µg) [s94]. Esta dosis más alta tiene en cuenta la disminución de la producción de vitamina D en el cuerpo relacionada con la edad. En la práctica, esto significa que los ancianos pueden idealmente distribuir su suplementación de vitamina D3 en dos tomas al día: una por la mañana y otra por la noche, cada una con las comidas. Curiosamente, los estudios muestran que una dosis diaria aún más alta de 4000 UI llevó al 88% de los participantes a un nivel óptimo de sangre de más de 90 nmol/L después de un año, mientras que esto ocurrió solo en el 70% de los que tomaron 2000 UI [s97]. Sin embargo, tales dosis altas solo deben tomarse después de consultar al médico tratante y bajo un control regular de los valores sanguíneos. La regularidad en la ingesta es especialmente importante. Los estudios han demostrado que una ingesta intermitente, por ejemplo, una vez al mes en dosis más altas, no tiene un efecto preventivo sobre las caídas [s95]. Un consejo práctico es utilizar un dosificador de medicamentos con división semanal, que facilita la ingesta diaria y la convierte en rutina. Para los ancianos con osteoporosis, la provisión de vitamina D3 es especialmente crítica. La dosis mínima no debe ser inferior a 700-800 UI por día [s98]. En combinación con calcio, esta dosis ha demostrado ser efectiva para reducir el riesgo de <u>fracturas por fragilidad</u> [s99]. Un enfoque práctico es tomarla durante el desayuno junto con alimentos ricos en calcio, como productos lácteos.

La mayoría de las personas mayores toleran muy bien una dosis diaria de 800 UI y tienen un bajo riesgo de efectos secundarios [s100]. Sin embargo, ciertos factores deben tenerse en cuenta al determinar la dosis individual:
- Tipo de piel y exposición a la luz solar
- Grado de movilidad y tiempo al aire libre
- Hábitos alimenticios
- Enfermedades concomitantes
- Uso de medicamentos

Para la implementación práctica en la vida diaria, se recomienda el siguiente procedimiento: 1. Determinar el estado de vitamina D mediante un análisis de sangre 2. Discutir la dosis individual con el médico 3. Establecer una rutina diaria de ingesta 4. Realizar ejercicio regular al aire libre, idealmente por la mañana 5. Mantener una dieta equilibrada con alimentos ricos en vitamina D 6. Controlar regularmente los valores sanguíneos, especialmente al inicio de la suplementación

Los ancianos deben prestar especial atención a la provisión de vitamina D3 si:
- Viven principalmente en interiores
- Tienen movilidad reducida
- Toman múltiples medicamentos
- Sufren de enfermedades crónicas
- Tienen función renal comprometida

La suplementación debe entenderse como parte de un concepto de salud integral que también incluye ejercicio regular, una dieta equilibrada y actividades sociales.

## Fractura por fragilidad

Una fractura ósea que ocurre incluso con una carga leve o una caída ligera, típicamente debido a una disminución de la densidad ósea. Comúnmente en la muñeca, cadera y columna vertebral.

## Suplementación

La ingesta adicional de nutrientes en forma de suplementos para complementar la dieta normal. Puede presentarse en diversas formas como tabletas, cápsulas o gotas.

# 2. 1. 4. Necesidades especiales durante el embarazo

urante el embarazo, una adecuada provisión de vitamina D3 es de particular importancia, ya que no solo influye en la salud de la futura madre, sino también en el desarrollo óptimo del feto. Investigaciones recientes muestran que una deficiencia de vitamina D durante el embarazo puede estar asociada con riesgos significativos para la salud [s101]. Para una provisión óptima, se recomienda a las mujeres embarazadas una suplementación diaria de 10 microgramos (400 UI) de vitamina D3 [s102]. Sin embargo, estudios más recientes sugieren que dosis más altas, entre 1000 y 4000 UI diarias, podrían ser más beneficiosas para lograr mejores resultados de salud para la madre y el niño [s103]. Un nivel óptimo de vitamina D en sangre (25-OH-D) debe ser al menos 100 nmoll (40 ngml) [s104]. Es especialmente notable el efecto preventivo de una adecuada provisión de vitamina D: la suplementación puede reducir significativamente el riesgo de complicaciones relacionadas con el embarazo. Concretamente, se ha demostrado que el riesgo de <u>preeclampsia</u> se puede reducir en un 60%, el de <u>diabetes gestacional</u> en un 50% y el de partos prematuros en un 40% [s101]. Estos hallazgos subrayan la importancia de una suplementación constante. Para la implementación práctica en la vida diaria, se recomienda el siguiente enfoque: 1. Desde el momento en que se confirma el embarazo, se debe comenzar con la suplementación de vitamina D3. La ingesta debe realizarse idealmente a la misma hora del día, por ejemplo, durante el desayuno, para convertirla en una rutina. 2. La suplementación debe llevarse a cabo durante todo el año, prestando especial atención a una ingesta constante durante los meses de otoño e invierno (de septiembre a marzo) [s105] [s106]. 3. Muchos suplementos multivitamínicos para el embarazo ya contienen vitamina D3. Estos se ofrecen de forma gratuita en muchos países durante la duración del embarazo [s102]. Las mujeres embarazadas deben consultar con su partera o médico si la cantidad contenida es suficiente o si sería recomendable una suplementación adicional. 4. Además de la suplementación, es importante mantener una dieta equilibrada y rica en calcio, ya que la vitamina D3 regula la absorción y utilización del calcio en el cuerpo [s105]. Esto es esencial para el desarrollo de huesos, dientes y músculos saludables en el feto. 5. Un ejercicio moderado al aire libre debe ser parte de la rutina diaria, teniendo en cuenta una adecuada protección solar. Un paseo de 15-20 minutos en las horas de la mañana puede contribuir a la producción natural de vitamina D.

Las mujeres embarazadas deben prestar especial atención a su provisión de vitamina D si:
- tienen un tono de piel más oscuro
- pasan la mayor parte del tiempo en interiores
- usan ropa que cubre su cuerpo
- tienen sobrepeso
- siguen una dieta vegana o vegetariana

Se recomienda un control regular del nivel de vitamina D por parte del médico que atiende, especialmente al inicio del embarazo y en grupos de riesgo. De este modo, la dosificación puede ajustarse individualmente según sea necesario para garantizar una provisión óptima. La suplementación debe entenderse como parte de un concepto integral de salud durante el embarazo, que también incluye una dieta equilibrada, ejercicio moderado y suficiente descanso. La influencia positiva en la salud de la madre y el niño justifica el relativamente bajo esfuerzo de la suplementación diaria.

### Glosario

**Diabetes gestacional**
Una forma de diabetes que aparece por primera vez durante el embarazo y se caracteriza por una tolerancia a la glucosa alterada. Generalmente desaparece después del parto.

**Preeclampsia**
Una enfermedad relacionada con el embarazo que se manifiesta por hipertensión y excreción de proteínas en la orina. Si no se trata, puede ser potencialmente mortal para la madre y el niño.

## 2. 1. 5. Consideración de condiciones médicas preexistentes

n ciertas condiciones preexistentes, la dosificación de vitamina D3 debe ajustarse de manera individual, ya que estas enfermedades pueden influir en el metabolismo de la vitamina D o causar una mayor necesidad. La supervisión médica de los niveles de vitamina D es especialmente importante en estos casos [s107]. Los pacientes con enfermedades del sistema digestivo, como zoeliakie o enfermedades inflamatorias intestinales, a menudo tienen dificultades para absorber la vitamina D. En estas condiciones, se requiere un control riguroso de los valores sanguíneos y, por lo general, una dosis más alta [s107]. En la práctica, esto significa que los afectados deberían combinar su suplementación idealmente con comidas ricas en grasas para mejorar la absorción. En enfermedades hepáticas como la cirrosis biliar o la cirrosis hepática, la activación de la vitamina D en el cuerpo está comprometida. Estos pacientes requieren una supervisión especialmente cuidadosa de sus niveles de vitamina D [s107]. La dosificación debe ajustarse de manera individual, teniendo en cuenta los valores de función hepática. Los pacientes con diabetes mellitus a menudo tienen una mayor necesidad de vitamina D [s108]. Un suministro óptimo puede contribuir a un mejor control de la glucosa en sangre. Por lo tanto, los diabéticos deben prestar especial atención a controles regulares de sus niveles de vitamina D y coordinar la suplementación con su terapia para la diabetes. En la obesidad, especialmente después de bariatrischer_chirurgie, se requieren dosis más altas de vitamina D [s108]. Esto se debe a que la vitamina D se almacena en el tejido adiposo y, por lo tanto, está menos disponible para el metabolismo. Los afectados deberían idealmente distribuir su suplementación de vitamina D en varias dosis más pequeñas a lo largo del día. Se debe prestar especial atención a los pacientes que son tratados con glucocorticoides (cortisonas). Se recomienda una dosis diaria de 2000 UI para alcanzar un nivel de 25-hidroxivitamina D de al menos 32 ng/mL [s108]. La ingesta debe realizarse preferiblemente en un momento diferente a la de los glucocorticoides, para optimizar la absorción. En pacientes con osteoporosis, un suministro adecuado de vitamina D es especialmente crítico para el éxito del tratamiento [s107]. La suplementación debe realizarse siempre en combinación con calcio y ser monitoreada regularmente mediante mediciones de densidad ósea y controles de niveles de vitamina D. Para la implementación práctica en condiciones preexistentes, se recomienda el siguiente enfoque: 1. Control regular de los niveles de vitamina D, al menos cada 3-6 meses 2. Documentación de la ingesta y posibles síntomas 3. Coordinación de la suplementación con otros medicamentos 4. Ajuste de la dosificación según los valores sanguíneos y la evolución de la enfermedad 5. Consideración de interacciones con otros medicamentos La suplementación en condiciones preexistentes debe realizarse exclusivamente bajo supervisión médica. Es importante que los pacientes informen a su médico tratante sobre todos los medicamentos y suplementos que estén tomando para evitar posibles interacciones.


## Glosario

**glucocorticoide**
Hormonas producidas por el cuerpo o fabricadas artificialmente con efectos antiinflamatorios e inmunosupresores

**Resumen - 2. 1. Dosis diaria recomendada**

- La dosis diaria recomendada para adultos entre 19 y 70 años es de 600 UI, a partir de los 71 años se incrementa a 800 UI.

- Investigaciones más recientes recomiendan de 1500 a 2000 UI diarias para alcanzar un nivel óptimo de 25-hidroxivitamina D de al menos 30 ng/mL.

- El límite superior seguro de ingesta es de 4000 UI por día, aunque estudios muestran que hasta 5000 UI no causan efectos secundarios graves.

- Para recién nacidos en el primer mes de vida se recomiendan 300-400 UI, y luego hasta los 18 años, 400-1000 UI.

- En caso de deficiencia de vitamina D comprobada, pueden ser necesarias dosis terapéuticas de 6000-10000 UI para adolescentes de 12 a 18 años.

- Una ingesta diaria de 800-1000 UI reduce el riesgo de caídas en personas mayores en un 22%, y de 700-1000 UI incluso en un 34%.

- 4000 UI diarias llevaron al 88% de los participantes del estudio a alcanzar un nivel óptimo en sangre superior a 90 nmol/L después de un año.

- Durante el embarazo, una adecuada provisión de vitamina D puede reducir el riesgo de preeclampsia en un 60% y el riesgo de diabetes gestacional en un 50%.

- En casos de obesidad y tras cirugía bariátrica, se requieren dosis más altas de vitamina D, ya que la vitamina se almacena en el tejido adiposo.

- Los pacientes bajo tratamiento con glucocorticoides necesitan 2000 UI diarias para alcanzar un nivel de 25-hidroxivitamina D de al menos 32 ng/mL.

## 2. 2. Suplementación de vitamina D3 en dosis altas

a suplementación a alta dosis de vitamina D3 plantea numerosas preguntas: ¿Cuándo es médicamenteamente razonable? ¿Qué riesgos conlleva? ¿Cómo se puede determinar la dosis óptima para el paciente individual? La investigación científica de los últimos años ha demostrado que ciertos grupos de personas pueden beneficiarse de una terapia a alta dosis. Al mismo tiempo, esta forma de suplementación requiere una atención especial en cuanto a posibles efectos secundarios e interacciones con otros medicamentos. La correcta realización de una suplementación a alta dosis de vitamina D3 se basa en indicaciones médicas precisas, un monitoreo cuidadoso y un ajuste individual de la dosis. Una comprensión sólida de estos aspectos es igualmente importante para terapeutas y pacientes, con el fin de llevar a cabo el tratamiento de manera segura y efectiva. Los siguientes apartados iluminan las diversas facetas de la terapia a alta dosis y proporcionan recomendaciones basadas en evidencia para la aplicación práctica.

*„Con una suplementación de vitamina D3 de alta dosis de 3200-4000 UI diarias, el riesgo de hipercalcemia es de 4 casos por cada 1000 personas."*

## 2. 2. 1. Indicaciones para la suplementación de vitamina D3 en dosis altas

a suplementación de vitamina D3 en dosis altas se utiliza como medida terapéutica en diversas condiciones médicas y grupos de riesgo. Las indicaciones se basan en hallazgos científicos y experiencias clínicas. Una razón fundamental para una terapia de alta dosis es la deficiencia severa de vitamina D comprobada, con niveles de 25-hidroxivitamina D por debajo de 20 ng/mL [s109]. Esto ocurre con mayor frecuencia en ciertos grupos de riesgo. Estudios muestran que en los EE. UU., el 50% de los niños entre 1 y 5 años y hasta el 70% de los de 6 a 11 años presentan deficiencia de vitamina D [s110]. En síndromes de malabsorción, como los que ocurren en enfermedades inflamatorias intestinales crónicas (enfermedad de Crohn, colitis ulcerosa), a menudo se requieren dosis de vitamina D3 significativamente más altas [s109] [s111]. Un ejemplo práctico: un paciente con enfermedad de Crohn puede necesitar de tres a cuatro veces la dosis habitual de suplementación para alcanzar un nivel adecuado de vitamina D. Se presta especial atención a los pacientes después de intervenciones bariátricas. Aquí se recomiendan al menos 3000 UI diarias para alcanzar un valor objetivo de 28 ng/mL [s111]. Los médicos tratantes deben controlar regularmente los niveles de vitamina D y ajustar la dosis en consecuencia. En pacientes con fibrosis quística a partir de 2 años con insuficiencia pancreática, se indica una terapia de alta dosis si después de 6 meses de suplementación estándar no se alcanzan niveles adecuados [s112]. La dosificación se establece individualmente según la edad y el nivel actual de 25-OHD.

Otras indicaciones importantes incluyen:
- Osteoporosis y riesgo elevado de fracturas (dosis diaria recomendada: 800-2000 UI) [s113]
- Pacientes bajo terapia con corticosteroides (dosis objetivo: 2000 UI diarias) [s111]
- Enfermedades renales severas (etapas III-V) [s114]
- Enfermedades hepáticas como la cirrosis biliar [s114]

Se recomienda la suplementación preventiva en mujeres embarazadas, lactantes y adultos mayores [s113]. La deficiencia de vitamina D durante el embarazo puede afectar negativamente el desarrollo óseo del niño [s110]. Las personas con piel oscura (afroamericanos, hispanos) y aquellas con obesidad también están especialmente en riesgo [s110]. En pacientes obesos, especialmente después de cirugías de reducción de peso, la dosificación debe ajustarse en consecuencia [s111]. No se recomienda la prueba rutinaria de los niveles de vitamina D [s113]. Sin embargo, se indica una medición en caso de factores de riesgo específicos o síntomas como dolores óseos inexplicables, fracturas inusuales o signos de trastornos óseos metabólicos [s113]. En la terapia de alta dosis, se debe tener en cuenta que debe evitarse en pacientes con un nivel de 25-OHD $\geq$30 ng/mL o un calcio corregido >10,5 mg/dl [s112]. El tratamiento debe realizarse siempre bajo supervisión médica, ya que se debe evitar la sobredosis. Para pacientes con hiperparatiroidismo primario, se recomienda la suplementación de vitamina D para controlar los niveles de PTH, buscando valores superiores a 30 ng/mL [s111]. Esto subraya la importancia de un monitoreo regular de los parámetros de laboratorio relevantes durante la terapia de alta dosis.


Glosario

**hiperparatiroidismo**
Hiperfunción de las glándulas paratiroides, que conduce a una producción aumentada de la hormona paratiroidea

## 2. 2. 2. Riesgos y efectos secundarios

Una suplementación de vitamina D3 en dosis altas conlleva varios riesgos y posibles efectos secundarios que deben ser considerados cuidadosamente. La complicación más importante es la hyperkalzaemie - una acumulación excesiva de calcio en la sangre [s115]. Esto puede manifestarse inicialmente a través de síntomas inespecíficos como sed intensa, micción frecuente (poliuria), falta de apetito y náuseas [s116]. Un paciente, por ejemplo, reportó que inicialmente solo sentía sed excesiva y atribuyó esto al clima cálido; solo un análisis de sangre realizado por el médico reveló los peligrosamente altos niveles de calcio. El riesgo de sobredosis es especialmente alto en la suplementación autónoma y no controlada. Los datos científicos muestran que en una suplementación alta de 3200-4000 UI diarias, el riesgo de hiperparatiroidismo es de 4 casos por cada 1000 personas [s117]. Esto subraya la importancia de controles médicos regulares de los valores sanguíneos relevantes. Se debe tener especial cuidado con la dosificación para diferentes grupos de edad. Mientras que el límite superior seguro de ingesta para adultos y niños a partir de 9 años es de 100 microgramos (4000 UI) por día [s118], para grupos de edad más jóvenes se aplican límites significativamente más bajos: los niños de 1 a 10 años no deben recibir más de 50 microgramos diarios, y los lactantes menores de 12 meses no más de 25 microgramos [s115]. Un ejemplo práctico: un niño de 2 años nunca debe recibir la misma dosis que un adulto, incluso si se ha demostrado que tiene deficiencia de vitamina D. Las consecuencias a largo plazo de una sobredosis pueden ser graves. La toxicidad crónica puede llevar a daños renales en forma de nefrocalcinosis [s119]. Además, la salud ósea puede verse afectada de manera paradójica, ya que niveles elevados de vitamina D pueden llevar a una movilización excesiva de calcio de los huesos [s116]. En casos extremos, se han observado convulsiones y alteraciones de la conciencia, llegando incluso al coma [s120]. Un aspecto a menudo pasado por alto es la manifestación retardada de los síntomas de sobredosis. Estos pueden desarrollarse semanas o meses después del inicio de la ingesta excesiva [s116]. Esto hace que la detección temprana sea especialmente difícil y subraya la importancia de controles preventivos. Una señal de advertencia es un nivel de 25hydroxyvitamin_d superior a 125 nmol/L, que se considera demasiado alto [s118]. Las personas que toman varios suplementos que contienen vitamina D al mismo tiempo están especialmente en riesgo. Un ejemplo típico es la combinación de gotas de vitamina D con suplementos multivitamínicos o alimentos enriquecidos. Aquí se debe prestar atención a la cantidad total de ingesta. El problema se agrava porque la vitamina D puede almacenarse en el cuerpo como una vitamina liposoluble [s121]. A diferencia de las vitaminas hidrosolubles, un exceso no se excreta fácilmente, sino que puede acumularse en los tejidos. Esto también explica por qué una sobredosis crónica es especialmente peligrosa.

Recomendaciones prácticas para minimizar riesgos:
- Lleve un diario de suplementación con todas las fuentes de vitamina D.
- Hágase controles regulares (cada 3-6 meses) de sus niveles de vitamina D y calcio.
- Preste atención a las primeras señales de advertencia, como sed intensa o fatiga.
- Informe a todos los médicos tratantes sobre su suplementación.
- Evite la ingesta simultánea de diferentes suplementos que contengan vitamina D.

La suplementación debe realizarse siempre bajo supervisión médica, ya que la dosis correcta individual depende de muchos factores y se debe evitar la sobredosis [s121]. Esto es especialmente relevante para grupos de riesgo como mujeres embarazadas, niños y ancianos.

## 2. 2. 3. Monitoreo de los niveles de vitamina D

l monitoreo regular de los niveles de vitamina D es crucial para la seguridad del tratamiento y el éxito terapéutico en la suplementación en dosis altas. Un monitoreo sistemático permite la optimización de la dosis y minimiza los riesgos potenciales. Después de iniciar una terapia de alta dosis o tras cualquier ajuste de dosis, la primera cita de control debe realizarse después de tres meses [s122]. Esto le da al cuerpo tiempo suficiente para alcanzar un nuevo estado de equilibrio. Un ejemplo práctico: si un paciente comienza una terapia de vitamina D3 en dosis altas en enero, el primer control debería realizarse en abril. Además del nivel de vitamina D (25-OHD), se deben monitorear otros parámetros de laboratorio importantes. Estos incluyen los niveles de calcio, fósforo y albúmina [s122]. Estos valores proporcionan indicios importantes sobre posibles efectos secundarios o cambios metabólicos. Un formulario de documentación que registre todos los valores medidos de manera cronológica ayuda a detectar tendencias tempranamente. Para el monitoreo a largo plazo, se ha demostrado que un esquema de control estacional es efectivo: una medición en primavera muestra los valores más bajos después del invierno, mientras que una medición en otoño refleja los valores más altos después del verano [s123]. La dosis de suplementación puede ajustarse en consecuencia. Por ejemplo, la dosis podría aumentarse en invierno y reducirse en verano.

En pacientes con enfermedad renal crónica (ERC), se aplican intervalos de monitoreo especiales [s124]:
- ERC estadio G3a-G3b: Calcio y fosfato cada 6-12 meses
- ERC estadio G4: Calcio y fosfato cada 3-6 meses, PTH cada 6-12 meses
- ERC estadio G5: Calcio y fosfato cada 1-3 meses, PTH cada 3-6 meses

Controles más frecuentes son necesarios en pacientes de alto riesgo, como en síndromes de malabsorción o insuficiencia renal [s125]. En estos casos, el monitoreo debe ser realizado por un especialista. Un calendario de monitoreo que incluya todas las citas de control puede ayudar a los pacientes a no perderse exámenes importantes.

Después de una terapia de choque con dosis muy altas de vitamina D, se debe seguir un protocolo de monitoreo específico [s126]:
- Control de calcio sérico después de 1-2 semanas
- Medición de vitamina D después de 1 mes
- Control exhaustivo después de 3 meses

Las decisiones terapéuticas nunca deben basarse en valores de laboratorio individuales, sino considerar siempre las tendencias y todos los parámetros disponibles [s124]. Un ejemplo: si el nivel de vitamina D está dentro del rango objetivo, pero el calcio sérico aumenta continuamente, podría ser necesaria una reducción de la dosis.

Recomendaciones prácticas para los pacientes:
- Lleve un "diario de vitamina D" con todas las ingestas y valores medidos
- Utilice funciones de recordatorio en su teléfono inteligente para las citas de control
- Infórmese sobre los síntomas típicos de una sobredosis
- Lleve a cada cita médica un resumen actualizado de sus valores medidos

Si el nivel de 25-OHD permanece por debajo de 30 ng/mL a pesar de dos terapias de choque, se indica una evaluación endocrinológica [s122]. Esto podría indicar trastornos metabólicos subyacentes o problemas de absorción.

### Endocrinológico

Se refiere a la especialidad médica que trata sobre hormonas y órganos productores de hormonas

### PTH

Hormona paratiroidea - una hormona de las glándulas paratiroides que regula el equilibrio de calcio y fósforo

### Síndrome de malabsorción

Un grupo de enfermedades en las que la absorción de nutrientes en el intestino está alterada, lo que puede llevar a deficiencias

### Terapia de choque

Un tratamiento a corto plazo con dosis muy altas de un medicamento para lograr rápidamente un efecto terapéutico

## 2. 2. 4. Posibles interacciones con medicamentos

n la suplementación de vitamina D3 en dosis altas, se deben considerar diversas interacciones con medicamentos, ya que estas pueden influir en la eficacia de la terapia o provocar efectos secundarios no deseados. Por lo tanto, es esencial una cuidadosa coordinación entre el médico tratante y el paciente. Son especialmente relevantes las interacciones con inductores enzimáticos, que pueden afectar el metabolismo de la vitamina D [s127]. Esto incluye, por ejemplo, antiepilépticos como carbamazepina, fenitoína y oxcarbazepina. Un paciente que toma estos medicamentos puede necesitar una dosis más alta de vitamina D3 para alcanzar niveles terapéuticos. Los médicos tratantes deben controlar los niveles de vitamina D de manera más frecuente en tales casos. También en la administración simultánea de medicamentos para el VIH, especialmente inhibidores de la proteasa y inhibidores de la transcriptasa inversa no nucleosídicos, pueden ocurrir cambios significativos en los niveles plasmáticos [s127]. Un ejemplo práctico: un paciente con VIH bajo terapia antirretroviral debe coordinar su suplementación de vitamina D3 de manera especialmente cercana con su médico tratante y realizar controles regulares de los niveles. Al tomar preparados herbales, se debe tener especial precaución. Por ejemplo, el hipérico puede actuar como un inductor enzimático y acelerar el metabolismo de la vitamina D3 [s127]. Por lo tanto, los pacientes deben discutir todos los suplementos y preparados herbales con su médico. Las interacciones entre la vitamina D3 y los medicamentos para reducir el colesterol merecen atención especial. Dosis altas de vitamina D3 pueden reducir la eficacia de ciertos estatinas [s128]. Un consejo práctico: tome vitamina D3 y medicamentos para el colesterol a diferentes horas del día para minimizar posibles interacciones. Para los pacientes que toman anticoagulantes, es importante tener en cuenta el equilibrio de vitamina K. Aunque la vitamina D3 no interactúa directamente con anticoagulantes, una ingesta alterada de vitamina K puede influir en la acción de los anticoagulantes [s128].

Recomendaciones prácticas para pacientes en terapia de vitamina D3 en dosis altas:
- Mantenga una lista completa de todos los medicamentos tomados, incluidos los preparados herbales.
- Informe a todos los médicos tratantes sobre la terapia de alta dosis de vitamina D3.
- Cumpla con los horarios de toma establecidos, especialmente en caso de interacciones conocidas.
- Documente síntomas o efectos secundarios inusuales.
- Evite ajustes de dosis por cuenta propia.

El etiquetado de los preparados de vitamina D3 en dosis altas contiene advertencias importantes sobre posibles interacciones [s129]. Esta información debe ser leída y considerada cuidadosamente. Un plan de medicación estructurado que tenga en cuenta todos los horarios de toma y posibles interacciones puede ayudar a aumentar la seguridad de la terapia. En regímenes complejos de medicamentos, especialmente en pacientes mayores o aquellos con múltiples enfermedades subyacentes, se recomienda una consulta farmacéutica. El farmacéutico puede identificar interacciones potenciales y ofrecer recomendaciones prácticas sobre la programación de la toma. La revisión regular de la medicación por parte del médico tratante es esencial, ya que las interacciones a menudo se manifiestan solo a lo largo de la terapia. También se deben considerar los medicamentos de venta libre y los suplementos, ya que estos también pueden influir en el metabolismo de la vitamina D.

**Anticoagulante**

Medicamentos que inhiben la coagulación sanguínea y se utilizan para prevenir trombosis.

**Estatina**

Medicamentos para reducir los niveles de colesterol mediante la inhibición de una enzima específica en el hígado.

**Inductor enzimático**

Una sustancia que aumenta la formación de ciertas enzimas en el hígado y puede acelerar la degradación de medicamentos.

**Inhibidor de la proteasa**

Medicamentos que bloquean ciertas enzimas (proteasas) y se utilizan principalmente en la terapia del VIH.

## Resumen - 2. 2. Suplementación de vitamina D3 en dosis altas

- El 50% de los niños estadounidenses entre 1 y 5 años y el 70% de los de 6 a 11 años presentan deficiencia de vitamina D.

- Los pacientes con enfermedad de Crohn a menudo requieren de tres a cuatro veces la dosis habitual de suplementación.

- Después de intervenciones bariátricas, se recomiendan al menos 3000 UI diarias para alcanzar un valor objetivo de 28 ng/mL.

- En caso de hipercalcemia por sobredosis, el riesgo es de 4 casos por cada 1000 personas con 3200-4000 UI diarias.

- El límite superior seguro de ingesta para niños de 1 a 10 años es de 50 microgramos diarios.

- Un nivel de 25-hidroxivitamina D superior a 125 nmol/L se considera demasiado alto.

- Después del inicio del tratamiento o ajuste de dosis, el primer control debe realizarse después de tres meses.

- En la enfermedad renal crónica estadio G5, se requieren controles de calcio y fosfato cada 1-3 meses.

- Después de una terapia de carga, el calcio sérico debe ser controlado después de 1-2 semanas.

- Antiepilépticos como el carbamazepina pueden influir en el metabolismo de la vitamina D mediante la inducción enzimática.

- Los medicamentos para el VIH, especialmente los inhibidores de la proteasa, pueden alterar significativamente los niveles plasmáticos de vitamina D.

- El hipérico acelera, como inductor enzimático, el metabolismo de la vitamina D3.

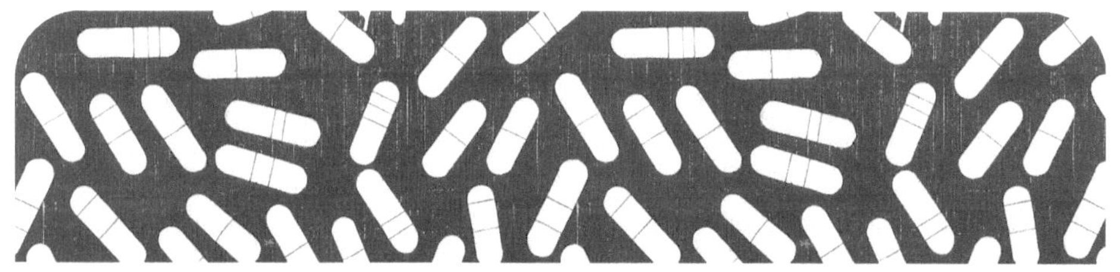

## 2. 3. Formas de administración y momento


a correcta ingesta de vitamina D3 plantea preguntas fundamentales para muchas personas: ¿Cuál es la forma de presentación más adecuada? ¿Cuál es el momento óptimo para la ingesta? ¿Debería tomarse el suplemento con o sin comida? ¿Y qué papel juega la combinación con otros nutrientes como la vitamina K2? La elección de la forma de ingesta adecuada y el momento correcto puede tener un impacto significativo en la efectividad de la suplementación con vitamina D3. No solo las preferencias personales son relevantes, sino también los hallazgos científicos sobre la biodisponibilidad de las diferentes formas de presentación y la absorción óptima en el cuerpo. Las siguientes secciones ofrecen respuestas basadas en evidencia a estas importantes preguntas y muestran formas prácticas de optimizar su suplementación con vitamina D3.


*„La vitamina D3 también puede tener efectos positivos en los niveles del cuerpo hasta dos años después de la ingesta."*

# 2. 3. 1. Tabletas, cápsulas y gotas

a vitamina D3 está disponible en diferentes formas de administración, cada una con sus ventajas y desventajas específicas [s130]. Las formas más comúnmente utilizadas son tabletas, cápsulas y gotas, siendo la forma D3 (colecalciferol) preferida debido a su absorción más eficiente en el intestino delgado [s131]. Las soluciones de gotas oleosas muestran una biodisponibilidad especialmente alta en comparación con las formas sólidas de administración [s131]. Esto las hace particularmente interesantes para personas con trastornos de absorción o problemas digestivos. Un consejo práctico para la ingesta de gotas de vitamina D3: colóquelas directamente en una cuchara y tómelas preferiblemente con una comida rica en grasas, ya que esto mejora aún más la absorción. Las cápsulas blandas son otra opción popular, ya que contienen la vitamina D3 en una solución oleosa. Son especialmente prácticas para llevar y permiten una dosificación precisa. Para personas con dificultades para tragar, las cápsulas también pueden ser pinchadas con cuidado y el contenido exprimido. Un desarrollo innovador son los películas orodispersibles (ODFs), que se disuelven rápidamente en la boca y no requieren agua para su ingesta [s131]. Esta forma es especialmente adecuada para niños y ancianos, ya que es fácil de tomar y tiene una alta aceptación. La rápida disolución en la boca también conduce a una liberación más rápida del principio activo. La dosificación varía según el grupo de edad y las necesidades individuales. Mientras que para la mayoría de los adultos sanos una dosis diaria de 600 UI es suficiente, las personas mayores de 70 años necesitan aproximadamente 800 UI al día [s132]. Los lactantes deben recibir entre 200 y 400 UI durante el primer año de vida [s132]. Un aspecto práctico de la suplementación con vitamina D3 es la posibilidad de tomarla semanal o mensualmente, ya que el principio activo se acumula en el tejido graso y se libera según sea necesario [s131]. Para las personas con problemas de absorción de grasas, intolerancia a la lactosa o alergias a la leche, la suplementación es especialmente importante [s132]. En estos casos, se recomienda el uso de gotas o cápsulas blandas especiales que aseguran una absorción óptima. Al elegir la forma de administración adecuada, se deben considerar factores individuales como la capacidad de tragar, preferencias y posibles enfermedades concomitantes. Un consejo práctico es integrar la ingesta en la rutina diaria, por ejemplo, durante el desayuno o la cena, para no olvidar la toma regular. El almacenamiento de los preparados debe realizarse en un lugar fresco, seco y protegido de la luz. Especialmente en el caso de las gotas, se debe prestar atención a la vida útil limitada después de abrir. Un consejo práctico: marque la fecha de apertura en la botella para mantener un control sobre la vida útil. La vitamina D3 se almacena inicialmente en las células grasas después de la ingesta y permanece inactiva hasta que el cuerpo la necesita [s132]. La activación se produce mediante <u>hidroxilación</u> en el hígado y los riñones [s132], lo que garantiza un suministro continuo, incluso si la ingesta no se realiza a diario.

Glosario

**Biodisponibilidad**
Medida de la velocidad y el alcance con que un principio activo es absorbido por el cuerpo y está disponible en el sitio de acción

**Hidroxilación**
Proceso químico en el que se añade un grupo hidroxilo (OH) a una molécula, importante para la activación de vitaminas

**Orodispersible**
Una forma farmacéutica que se disuelve en la boca sin necesidad de agua y puede ser absorbida a través de la mucosa bucal

**Trastorno de absorción**
Alteración de la absorción de nutrientes en el tracto digestivo, a menudo causada por enfermedades intestinales

## 2. 3. 2. Momento óptimo de ingesta

a elección del momento óptimo para la ingesta de vitamina D3 depende tanto de aspectos estacionales como de la hora del día. Especialmente en los meses de otoño e invierno, se recomienda una suplementación regular, ya que en este período la producción natural de vitamina D del cuerpo a través de la luz solar se reduce significativamente [s133]. Para la mayoría de las personas, una suplementación durante todo el año es sensata, especialmente si pasan poco tiempo al aire libre. La recomendación es una dosis diaria de 10 microgramos (400 UI) para adultos y niños mayores de 4 años [s133]. Un enfoque práctico es integrar la ingesta en la rutina matutina, ya que esto apoya el ritmo biológico natural. Por ejemplo, configure una alarma en su teléfono inteligente que le recuerde tomarla a la misma hora todos los días. Se debe prestar especial atención a la adaptación estacional de la suplementación. Mientras que de finales de marzo a finales de septiembre la mayoría de las personas pueden cubrir su necesidad de vitamina D a través de la luz solar y la alimentación, en los meses más oscuros es importante una suplementación constante [s133]. Para los atletas y las personas que viven en latitudes más altas, el invierno es especialmente crítico. Deben llevar a cabo su suplementación con especial cuidado durante este tiempo [s134]. Un consejo práctico para ajustar la dosis: lleve un simple "diario del sol", en el que documente su exposición diaria a la luz solar. Esto le ayudará a evaluar mejor la necesidad de suplementación. Las personas que, por ejemplo, trabajan en turnos o pasan la mayor parte del tiempo en interiores, también deben suplementar en verano. Para ciertos grupos de población, existen recomendaciones específicas. Las mujeres embarazadas y lactantes deben prestar especial atención a una ingesta adecuada, especialmente en los meses de invierno [s133]. Los niños de 1 a 4 años necesitan una ingesta diaria de 10 microgramos de vitamina D durante todo el año [s133]. Aquí se recomienda asociar la administración de vitamina D con una comida regular, como el desayuno. En aplicaciones terapéuticas, como por ejemplo para apoyar la recuperación, pueden ser útiles dosis más altas, como 5000 UI diarias durante un período definido de aproximadamente dos semanas [s135]. Sin embargo, tales dosis más altas deben realizarse solo después de consultar a un profesional médico. Otro aspecto práctico es la coordinación de la ingesta de vitamina D con otros suplementos o medicamentos. Elabore un plan de ingesta claro si toma varios preparados. La vitamina D3, por ejemplo, se puede tomar bien en el desayuno, idealmente junto con una comida rica en grasas. Para las personas con horarios irregulares, puede ser útil asociar la ingesta de vitamina D con otra rutina diaria, como cepillarse los dientes o tomar café por la mañana. Establezca horarios realistas para la ingesta y mantenga la flexibilidad: es más importante tomar el suplemento regularmente que cumplir con un momento exacto. También tenga en cuenta la importancia de la planificación a largo plazo: al comienzo de la temporada de otoño/invierno, asegúrese de tener un suministro adecuado de vitamina D3. Así evitará lagunas en el suministro por olvido de reabastecimiento. Un consejo práctico es establecer un recordatorio en el calendario cuando el suministro esté por agotarse.

## 2. 3. 3. Toma con o sin comida

a ingesta de vitamina D3 en relación con las comidas juega un papel importante para la óptima absorción en el cuerpo. Curiosamente, estudios recientes muestran que una comida baja en grasa promueve la absorción de vitamina D3 más que una comida rica en grasa o la ingesta sin alimentos [s136]. Esto contradice la suposición que ha prevalecido durante mucho tiempo de que una comida lo más rica en grasa posible es la mejor opción. Concretamente, se ha encontrado en investigaciones que los niveles de vitamina D3 aumentaron significativamente dentro de las 12 horas posteriores a la ingesta con una comida baja en grasa en comparación con otras formas de ingesta [s136]. Un ejemplo práctico de una comida baja en grasa adecuada sería un desayuno ligero con pan integral, embutido magro y algo de verduras. Evite componentes muy grasos como mantequilla, queso o embutidos con alto contenido de grasa. Las recomendaciones de ingesta pueden variar según el preparado. Mientras que algunas formas como el citrato de calcio pueden tomarse de manera flexible con o sin comida, otros preparados como el carbonato de calcio deben preferiblemente tomarse durante una comida [s137]. Esto subraya la importancia de leer cuidadosamente el prospecto o consultar a un médico o farmacéutico. Para monitorear la efectividad de la suplementación, se recomienda determinar el nivel de vitamina D antes de comenzar la ingesta y realizar un control después de aproximadamente tres meses [s138]. Esto permite un ajuste individual de la dosis y del esquema de ingesta. Un consejo práctico: mantenga un calendario en el que documente tanto la ingesta regular como las fechas de los análisis de sangre. Para la implementación práctica en la vida diaria, se recomienda asociar la ingesta de vitamina D3 con una comida regular. Por ejemplo, elija el desayuno o el almuerzo como un momento fijo para la ingesta. Prepare su porción para la próxima semana en un organizador de pastillas y colóquelo de manera visible junto a su lugar de comida. Al tomar varios suplementos o medicamentos, se deben tener en cuenta posibles interacciones. Elabore un plan de ingesta claro que considere los intervalos óptimos entre diferentes preparados. También puede ser útil una función de recordatorio en el teléfono inteligente que le avise a la hora correcta para la ingesta. Para las personas con horarios de comida irregulares, como en turnos, es especialmente importante desarrollar una rutina práctica. Una opción sería tomar el preparado de vitamina D3 siempre con la primera comida más grande del día, independientemente de la hora. Es importante que la comida no sea demasiado rica en grasa para garantizar la absorción óptima. La regularidad de la ingesta es más importante que el momento exacto. Por lo tanto, desarrolle una rutina que se adapte a su horario personal. Si, por ejemplo, a menudo se salta el desayuno, el almuerzo podría ser el mejor momento para la ingesta. Lo principal es que tome el preparado de manera regular y en relación con una comida adecuada.

## 2. 3. 4. Combinación con vitamina K2

a combinación de vitamina D3 con vitamina K2 está ganando cada vez más importancia en la suplementación moderna. Estudios científicos demuestran que estas dos vitaminas <u>actúan sinérgicamente</u> y se apoyan mutuamente en su funcionalidad [s139]. La función de la vitamina K2 es especialmente importante, ya que se considera un factor decisivo para dirigir el calcio de manera específica a los huesos y, al mismo tiempo, prevenir depósitos no deseados en las arterias [s140]. La ingesta de vitamina D3 en dosis altas sin un suministro adecuado de K2 puede incluso conllevar riesgos para la salud [s140]. Por lo tanto, un enfoque práctico es el uso de preparados combinados que contengan ambas vitaminas en una proporción equilibrada. Estos están disponibles tanto en forma de tabletas como líquida [s141]. Para una eficacia óptima, se ha demostrado que una dosis diaria de al menos 90 microgramos de vitamina K2 es efectiva, especialmente en mujeres posmenopáusicas para reducir la pérdida ósea [s142]. Un consejo práctico para la vida cotidiana: al comprar suplementos de vitamina D3, asegúrese de que ya estén enriquecidos con K2, o complemente su suplementación en consecuencia. Los resultados de la investigación son especialmente interesantes en pacientes diabéticos. La ingesta combinada de ambas vitaminas condujo a una mejora significativa en los niveles de azúcar en sangre y en la sensibilidad a la insulina [s143]. Por lo tanto, se recomienda a los diabéticos discutir la suplementación con su médico tratante y, si es necesario, controlar los niveles de azúcar en sangre con mayor frecuencia. La combinación de vitamina K2 con calcio y vitamina D3 muestra efectos particularmente positivos en la densidad ósea de la columna lumbar [s144]. Un enfoque práctico sería combinar la suplementación por la mañana con un desayuno rico en calcio. Por ejemplo, se podrían tomar las vitaminas con un muesli que contenga almendras y leche vegetal enriquecida con calcio. Para la salud a largo plazo de los huesos y el sistema cardiovascular, la combinación equilibrada de ambas vitaminas es de gran importancia [s140]. No hay riesgos conocidos asociados con la ingesta simultánea; de hecho, la combinación se considera incluso más segura que la ingesta aislada de vitamina D3 [s141]. Un consejo práctico para la implementación: elabore un plan de suplementación que considere ambas vitaminas. Utilice, por ejemplo, un organizador semanal de pastillas y combine la ingesta con una comida fija. Además, documente su ingesta y cualquier cambio en un diario de salud. Para las personas con un riesgo elevado de osteoporosis o enfermedades cardiovasculares, la suplementación combinada es especialmente relevante [s140]. Un enfoque práctico sería realizar mediciones regulares de la densidad ósea y ajustar la suplementación en consecuencia. La elección de la forma correcta de K2 también es importante, ya que diferentes formas tienen diferentes vidas medias en el cuerpo [s140]. Lo mejor es consultar a un experto en nutrición o a un médico que pueda considerar su situación individual. Para una absorción óptima de ambas vitaminas, se recomienda tomarlas junto con una comida ligera y no demasiado grasosa. Un ejemplo práctico sería un desayuno ligero con pan integral y proteína magra, complementado con alimentos ricos en vitamina K2, como productos fermentados.

## Glosario

### sinérgico

Describe la interacción de varios factores, donde el efecto total es mayor que la suma de los efectos individuales - como dos músicos que suenan mejor juntos que por separado

## 2. 3. 5. Almacenamiento y caducidad de los preparados

l almacenamiento adecuado de los preparados de vitamina D3 es crucial para su eficacia y durabilidad. Investigaciones científicas muestran que la estabilidad de la vitamina se ve influenciada por diversos factores ambientales [s145]. Es especialmente importante protegerla de la luz solar directa, el calor y la humedad. Los preparados líquidos de vitamina D3 requieren atención especial en su almacenamiento. En soluciones acuosas, la vitamina D3 es muy inestable: en agua destilada, la concentración ya cae por debajo del 10% del contenido original después de un día de almacenamiento a temperatura ambiente [s145]. Un consejo práctico: guarde los preparados en gotas en el refrigerador después de abrirlos y anote la fecha de apertura en la botella. La estabilidad química de la vitamina D3 se ve fuertemente influenciada por el pH. La vitamina es más estable a un pH superior a 5, mientras que en condiciones ácidas (pH 1-4) se descompone rápidamente [s145]. Para la práctica, esto significa: evite tomar preparados de vitamina D3 junto con bebidas ácidas como jugos de frutas. En el caso de los preparados líquidos con receta, los fabricantes garantizan mediante una sobredosis que el contenido del principio activo se mantenga por encima del 90% del valor declarado durante al menos un año a 25°C y cuatro meses a 40°C [s146]. Por lo tanto, se recomienda un lugar fresco con temperatura constante para el almacenamiento doméstico, como un botiquín en el dormitorio. La exposición al oxígeno reduce significativamente la estabilidad de la vitamina D3 [s145]. Un consejo práctico: cierre los preparados inmediatamente después de cada uso y evite abrir el envase con frecuencia. En el caso de las botellas de gotas, es recomendable almacenarlas boca abajo para que el tapón de goteo permanezca húmedo y no se seque. Curiosamente, la vitamina D3 puede tener efectos positivos en los niveles corporales incluso dos años después de la ingesta [s147]. Esto subraya la importancia de un almacenamiento correcto para garantizar este efecto a largo plazo. Para la organización en el hogar, se sugiere seguir un enfoque de "primero en entrar, primero en salir": coloque los nuevos envases en la parte posterior y los más antiguos en la parte delantera. La presencia de ciertos iones metálicos como hierro(II), cobre(I) y cobre(II) acelera la degradación de la vitamina D3, siendo el hierro(II) el que tiene el efecto negativo más fuerte [s145]. Consecuencia práctica: no almacene los preparados de vitamina D3 junto con suplementos que contengan hierro y evite los recipientes de almacenamiento metálicos.

Para medir el estado de vitamina D en el cuerpo, es reconfortante saber que 25(OH)D es muy estable bajo condiciones de laboratorio comunes: 4 horas a temperatura ambiente, 24 horas a 2-8°C, 7 días a -20°C e incluso 3 meses a -80°C [s148]. Para los pacientes, esto significa que las muestras de sangre también proporcionan resultados confiables incluso en trayectos de transporte más largos. Un sistema práctico para monitorear la caducidad: cree una tabla sencilla con todos los preparados de vitamina D3 en el hogar, anotando la fecha de compra, la fecha de apertura y la fecha de caducidad. Revise los registros mensualmente y deseche adecuadamente los preparados caducados.

Glosario

**pH**

Una medida de la concentración de iones de hidrógeno en una solución, que se indica en una escala de 0 (muy ácido) a 14 (muy básico), siendo 7 neutro

**Resumen - 2. 3. Formas de administración y momento**

- Las soluciones de gotas oleosas muestran la mayor biodisponibilidad en vitamina D3.

- Los filmes orodispersables se disuelven rápidamente en la boca y permiten una rápida liberación del principio activo.

- La activación de la vitamina D3 se produce mediante hidroxilación en el hígado y los riñones.

- Contrario a las suposiciones anteriores, una comida baja en grasa promueve la absorción más que una rica en grasa.

- Los niveles de vitamina D3 aumentan significativamente dentro de las 12 horas posteriores a la ingesta con una comida baja en grasa.

- La combinación de D3 con K2 previene depósitos indeseados de calcio en las arterias.

- 90 microgramos de vitamina K2 al día reducen de manera comprobada la pérdida ósea en mujeres posmenopáusicas.

- La combinación D3/K2 mejora los niveles de glucosa en sangre y la sensibilidad a la insulina en diabéticos.

- En soluciones acuosas, la concentración de D3 cae por debajo del 10% después de un día a temperatura ambiente.

- La vitamina D3 es más estable a pH superiores a 5.

- Los iones de hierro (II) aceleran en mayor medida la degradación de la vitamina D3.

- 25(OH)D se mantiene estable durante 7 días a -20°C y 3 meses a -80°C.

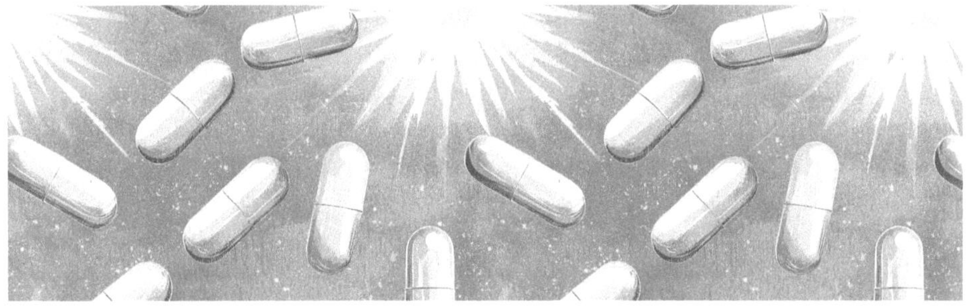

**Revisión - 2. Dosificación y aplicación de vitamina D3**

- La dosis diaria recomendada para adultos entre 19 y 70 años es de 600 UI, a partir de los 71 años se incrementa a 800 UI.

- Investigaciones más recientes recomiendan dosis más altas de 1500-2000 UI para alcanzar un nivel óptimo de 25-hidroxivitamina D de al menos 30 ng/mL.

- El límite superior seguro de ingesta es de 4000 UI por día, y estudios muestran que incluso 5000 UI no causan efectos secundarios graves.

- En casos de síndromes de malabsorción y tras intervenciones bariátricas, se recomiendan al menos 3000 UI diarias.

- Una suplementación de vitamina D3 en altas dosis sin un suministro adecuado de K2 puede conllevar riesgos para la salud.

- La combinación con vitamina K2 (al menos 90 microgramos diarios) es especialmente efectiva en mujeres posmenopáusicas para reducir la pérdida ósea.

- En soluciones acuosas, la vitamina D3 es muy inestable; la concentración ya cae por debajo del 10% después de un día a temperatura ambiente.

- La estabilidad química se ve fuertemente influenciada por el pH, siendo la vitamina D3 más estable a un pH superior a 5.

- La vitamina D3 puede tener efectos positivos en los niveles del cuerpo incluso dos años después de la ingesta.

- La presencia de iones metálicos como hierro(II), cobre(I) y cobre(II) acelera la degradación de la vitamina D3.

- Mientras que estos hechos son esenciales para la dosificación y aplicación correctas, plantean la interesante pregunta de cuáles son los beneficios concretos para la salud que realmente ofrece un suministro óptimo de vitamina D3.

# 3. Efectos y beneficios de la suplementación con vitamina D3

os efectos y beneficios de un suministro óptimo de vitamina D3 se extienden mucho más allá del metabolismo óseo clásico. Si bien la importancia fundamental para unos huesos sanos es conocida desde hace tiempo, la investigación actual muestra cada vez más claramente cuán profundamente esta vitamina influye en nuestra salud. Pero, ¿cuáles son los mecanismos detrás de esta diversidad de efectos? ¿Cómo apoya exactamente la vitamina D3 a nuestro sistema inmunológico en la defensa contra patógenos? La ciencia ha revelado en los últimos años sorprendentes conexiones entre los niveles de vitamina D3 y la función de varios sistemas orgánicos. Desde la modulación de la respuesta inmune hasta la regulación de procesos inflamatorios, los hallazgos plantean nuevas preguntas: ¿Qué papel juega la vitamina D3 en la prevención de enfermedades autoinmunes? ¿Cómo se puede utilizar terapéuticamente su efecto inmunomodulador? Las siguientes secciones iluminan las bases científicas y los aspectos prácticos de la suplementación con vitamina D3. Muestran cómo esta fascinante vitamina influye en nuestra salud a nivel molecular y cuáles son los beneficios concretos de un suministro óptimo.

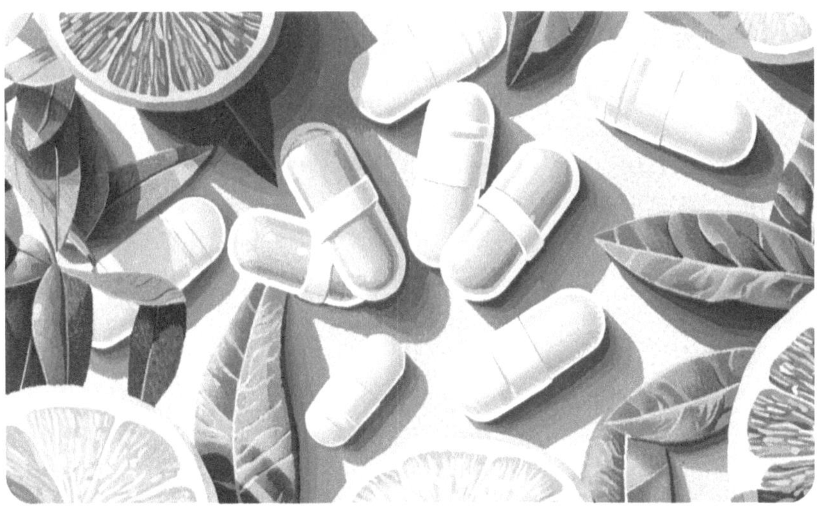

## 3. 1. Salud ósea y prevención de osteoporosis

a importancia de unos huesos saludables para nuestra calidad de vida a menudo se hace evidente solo cuando surgen problemas. Pero, ¿cómo se desarrolla realmente la fortaleza ósea a lo largo de nuestra vida? ¿Qué papel juega la vitamina D3 en el mantenimiento de la salud ósea y por qué es especialmente importante su suministro adecuado en la infancia? La investigación de las últimas décadas ha demostrado que la salud ósea depende de una compleja interacción de diversos factores. Surge la pregunta de cómo podemos mantener nuestros huesos saludables hasta una edad avanzada mediante medidas específicas. ¿Qué estrategias preventivas están científicamente comprobadas y cómo se pueden integrar en la vida cotidiana? Los siguientes apartados iluminan los fascinantes mecanismos del fortalecimiento óseo y muestran cómo la vitamina D3, junto con otros nutrientes, apoya de manera sostenible nuestra salud ósea.

*„La mayor densidad ósea se alcanza entre los 25 y 35 años de edad.“*

## 3. 1. 1. Mecanismo de fortalecimiento óseo

l hueso humano es un tejido sorprendentemente dinámico que se encuentra en un proceso continuo de renovación [s149]. Este complejo mecanismo de fortalecimiento óseo se basa en la interacción equilibrada de varios tipos de células y procesos metabólicos que funcionan como un preciso mecanismo de reloj. En el centro de este proceso se encuentran dos actores principales: los osteoblastos, que construyen hueso, y los osteoclastos, que descomponen hueso [s150]. Imagine estas células como un equipo de trabajadores de la construcción: mientras los osteoblastos construyen nuevo material óseo, los osteoclastos eliminan tejido viejo o dañado. Este equilibrio es crucial para la salud de nuestros huesos. La mayor densidad ósea se alcanza entre los 25 y 35 años [s151]. Esto subraya la importancia de invertir en la salud ósea desde una edad temprana. Un consejo práctico: quienes practican deporte regularmente y mantienen una dieta equilibrada en esta etapa de la vida, de alguna manera, establecen una "cuenta ósea" para años posteriores. El calcio juega un papel clave como componente para huesos saludables [s152]. Curiosamente, nuestro cuerpo solo absorbe entre el 15 y el 20% del calcio ingerido [s151]. Para optimizar esta absorción, la vitamina D3 es esencial. Funciona como una llave que abre la puerta a una mejor absorción de calcio. Un consejo práctico: combine alimentos ricos en calcio con un breve paseo al sol, ya que nuestro cuerpo puede producir vitamina D3 a través de la luz solar [s153]. La vitamina K complementa perfectamente esta interacción al aumentar la densidad ósea y reducir el riesgo de fracturas [s154]. Activa proteínas especiales como osteocalcina, que son indispensables para la mineralización ósea. En la práctica, esto significa que una dieta rica en vegetales de hoja verde, que contienen mucha vitamina K, apoya activamente su salud ósea.

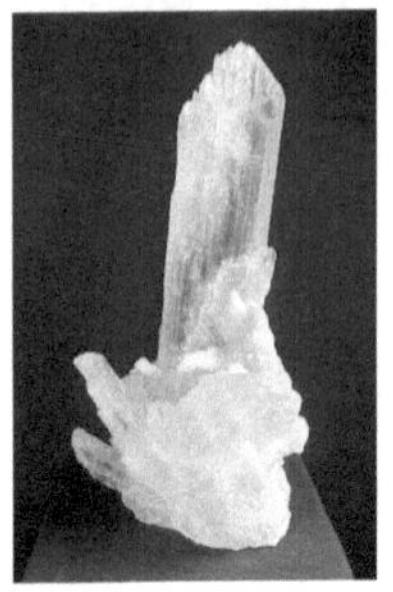

*Calcio* [i10]

El receptor de vitamina D (VDR) juega un papel central en la regulación genética del metabolismo de calcio y fosfato [s155]. Es como un director de orquesta que coordina la orquesta de las células óseas. Activa la producción de <u>osteoprotegerina</u> (OPG) y inhibe <u>RANKL</u>, lo que frena la descomposición ósea. Con la edad, este delicado mecanismo cambia. La función renal disminuye, lo que afecta la activación de la vitamina D [s156]. Al mismo tiempo, la absorción de calcio en el intestino

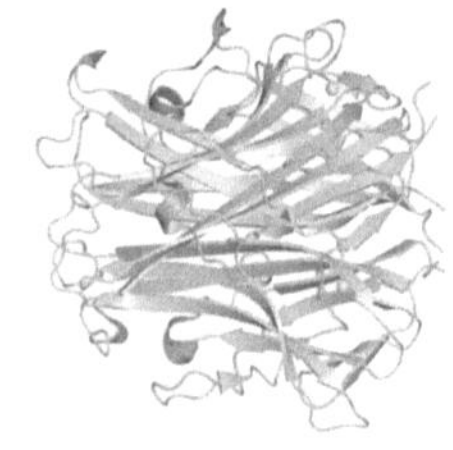

*RANKL* [i11]

disminuye. Un consejo práctico para las personas mayores: haga que sus niveles de vitamina D sean revisados regularmente y hable con su médico sobre una posible suplementación. El estrógeno juega un papel importante en la salud ósea, especialmente en las mujeres [s157]. Después de la menopausia, cuando los niveles de estrógeno disminuyen, aumenta el riesgo de osteoporosis. Un estilo de vida activo con ejercicio regular puede contrarrestar esto. Ejercicios prácticos como subir escaleras o entrenamiento de fuerza moderado son medidas efectivas para fortalecer los huesos. Los procesos inflamatorios pueden acelerar la descomposición ósea [s157]. Por lo tanto, es importante evitar factores que fomenten la inflamación, como fumar [s151]. Un estilo de vida equilibrado con suficiente sueño y manejo del estrés también apoya la salud ósea. Para una óptima provisión de vitamina D, los expertos recomiendan una exposición solar sensible de 5-10 minutos para brazos y piernas o cara, 2-3 veces por semana [s153]. Esto debe combinarse con una dieta equilibrada rica en calcio, vitamina D y proteínas [s151].

**Osteoblasto**

Células óseas especializadas que se originan de células madre y forman nueva sustancia ósea mediante la producción de colágeno y otras proteínas

**Osteocalcina**

Una proteína producida por osteoblastos que se une al calcio y es importante para la formación de cristales de hidroxiapatita en el hueso

**Osteoclasto**

Células gigantes multinucleadas que pueden disolver tejido óseo viejo mediante la secreción de ácidos y enzimas

**Osteoprotegerina**

Una proteína que actúa como un mecanismo de protección natural contra la descomposición ósea excesiva al bloquear la vía de señalización RANKL

**RANKL**

Una molécula de señalización que controla el desarrollo y activación de células que descomponen hueso y puede llevar a la pérdida ósea con actividad aumentada

## 3. 1. 2. Reducción del riesgo de fracturas

a reducción del riesgo de fracturas requiere un enfoque holístico que combine diversas medidas preventivas. Estudios científicos demuestran de manera contundente que la suplementación conjunta de calcio y vitamina D puede reducir el riesgo total de fracturas en un 15% y el riesgo específico de fracturas de cadera en un 30% [s158]. Este hallazgo es especialmente relevante para las personas mayores, ya que aproximadamente un tercio de los mayores de 65 años se cae al menos una vez al año, y entre el 5-6% de estas caídas pueden resultar en fracturas [s159]. Un componente esencial para la prevención de fracturas es la revisión regular del estado de vitamina D mediante la medición del nivel de plasma 25(OH)D [s160]. Esto es particularmente importante en personas con un riesgo elevado de fracturas o enfermedades óseas existentes. Como orientación, los valores por debajo de 25 nmol/L indican una deficiencia, mientras que los valores entre 25-50 nmol/L se consideran insuficientes en muchos casos [s160]. Un consejo práctico para la vida cotidiana: Haga que su médico de cabecera revise regularmente sus niveles de vitamina D, especialmente durante los meses de invierno con poca luz solar. La dosificación óptima de vitamina D juega un papel crucial. Los estudios muestran que una ingesta diaria de 800-1000 ie de vitamina D puede reducir el riesgo de caídas en un notable 22% [s159]. Curiosamente, la ingesta diaria regular es más efectiva que una terapia de alta dosis esporádica. Es importante tener en cuenta que dosis muy altas de vitamina D pueden, paradójicamente, aumentar el riesgo de caídas y fracturas en los primeros meses después de la ingesta [s160]. Para las mujeres posmenopáusicas y los hombres mayores de 50 años que presentan un riesgo elevado de osteoporosis o fracturas, una dieta equilibrada y rica en nutrientes es de particular importancia [s161]. Un plan de alimentación práctico podría incluir diariamente los siguientes componentes: productos lácteos bajos en grasa, verduras de hoja verde, pescado graso y granos enteros. Un aspecto fundamental de la prevención de fracturas es la evaluación sistemática de caídas [s161]. Esto debe realizarse en todos los pacientes con osteoporosis o fracturas previas. Se evalúan diversos factores de riesgo, como la visión, la medicación, el entorno doméstico y la movilidad. Un consejo práctico: Elimine los peligros de tropiezo en su hogar, como alfombras sueltas o cables, y asegúrese de tener suficiente iluminación. Las guías para la prevención de la osteoporosis recomiendan una evaluación integral del riesgo en personas con factores de riesgo clínicos para fragilitaetsfrakturen [s162]. Esto incluye la medición de la densidad ósea y, si es necesario, exámenes adicionales. Un importante consejo práctico: Elabore junto con su médico una lista de sus factores de riesgo personales, como antecedentes familiares, uso de medicamentos o fracturas previas [s163]. La prevención de fracturas requiere un enfoque de atención integrado [s162]. Esto incluye, además de la terapia farmacológica, programas de ejercicio específicos para mejorar la fuerza y el equilibrio. Un programa de ejercicios efectivo podría consistir en una combinación de Tai Chi para el equilibrio, entrenamiento de fuerza ligero para la musculatura y caminatas regulares. Un gran metaanálisis con más de 30,970 participantes confirma la efectividad de la suplementación combinada de minerales y vitaminas para la prevención de fracturas [s164]. Esta evidencia científica subraya la importancia de una estrategia de prevención integral que incluya nutrición, ejercicio y, si es necesario, suplementación.

## 3. 1. 3. Interacción con el Calcio

a compleja interacción entre el calcio y otros nutrientes en el cuerpo se asemeja a una orquesta finamente afinada. El calcio, como el mineral más abundante en el cuerpo humano, se almacena en un 99% en nuestros huesos y dientes [s165]. Sin embargo, la utilización óptima de este mineral importante depende de varios factores. El metabolismo del calcio no funciona de manera aislada, sino que es el resultado de una colaboración elaborada entre el calcio, el fósforo, la vitamina D y las proteínas [s165]. Por ejemplo, si falta vitamina D, el cuerpo reacciona con una producción aumentada de paratohormona (PTH), lo que a su vez acelera la degradación ósea y aumenta el riesgo de osteoporosis [s166]. Un consejo práctico para la vida cotidiana: al tomar suplementos de calcio, siempre preste atención a un suministro adecuado de vitamina D para garantizar la absorción y utilización óptimas. Curiosamente, los microorganismos en nuestro intestino también juegan un papel importante en la absorción de calcio [s167]. La microbiota intestinal influye, a través de varios mecanismos, en cuán bien se pueden absorber los minerales de los alimentos. Un factor importante en esto es la reducción del pH en el intestino [s167]. Para apoyar estos procesos naturales, se recomienda el consumo regular de productos lácteos fermentados. Estos no solo contienen calcio, sino también probioticos útiles, que han demostrado reducir la pérdida ósea relacionada con la edad [s168]. La ingesta exclusiva de suplementos de calcio a menudo no es suficiente para la prevención de la osteoporosis y, en algunos casos, puede incluso ser contraproducente [s169]. Nuevas investigaciones muestran resultados prometedores para la combinación de calcio con condroitín sulfato. Esta combinación puede aumentar la densidad ósea y mejorar la concentración de calcio, especialmente en el fémur [s169]. Un enfoque práctico sería asegurar el suministro de calcio a través de diversas fuentes: por ejemplo, un yogur natural con bayas por la mañana, una porción de verduras de hoja verde al mediodía y un vaso de suero de leche fermentado por la noche.

Las interacciones entre las bacterias intestinales y los minerales también pueden influir en la producción de hormonas que regulan el metabolismo del calcio [s167]. Un microbioma intestinal saludable contribuye, por lo tanto, indirectamente a la salud ósea. Las medidas prácticas para promover una flora intestinal saludable son:
- Consumo regular de alimentos fermentados como kéfir, yogur o chucrut
- Una dieta rica en fibra con muchas verduras y productos integrales
- Evitar el consumo excesivo de azúcar y alcohol

Los probióticos pueden ayudar a mejorar el equilibrio mineral y prevenir alteraciones en los niveles de paratohormona [s168]. Un equilibrio adecuado de las bacterias intestinales no solo apoya la absorción de calcio, sino que también puede mitigar los aumentos relacionados con la edad en la <u>resorción ósea</u> [s168]. Un consejo práctico: combine alimentos ricos en calcio con productos probióticos, por ejemplo, en forma de un muesli con yogur y nueces ricas en calcio. Por lo tanto, el suministro óptimo de calcio es una interacción compleja de varios factores, donde además de la simple ingesta de calcio, la salud intestinal, el suministro de vitamina D y otros nutrientes juegan un papel importante. Un enfoque holístico para la salud ósea debe considerar todos estos aspectos.

### Condroitín sulfato

Un componente natural del tejido cartilaginoso que se utiliza como suplemento dietético. Apoya la formación y el mantenimiento de la sustancia del cartílago.

### Microbiota

La totalidad de todos los microorganismos que habitan en el intestino humano. Consiste en más de 100 billones de bacterias y más de 1000 especies diferentes.

### Paratohormona

Una hormona producida por las glándulas paratiroides que regula el equilibrio de calcio y fósforo. Aumenta el nivel de calcio en la sangre liberando calcio de los huesos.

### Probióticos

Microorganismos vivos que tienen efectos positivos en la salud en cantidades suficientes. Pueden colonizar el intestino y apoyar el equilibrio natural de la flora intestinal.

### Resorción ósea

La degradación natural del tejido óseo por células especializadas (osteoclastos). Este proceso es parte del remodelado óseo normal, pero puede volverse excesivo en caso de alteraciones.

# 3. 1. 4. Prevención del raquitismo en niños

a prevención del <u>raquitismo</u> en niños es un tema de salud importante que puede evitarse completamente mediante medidas específicas [s170]. Esta enfermedad, que afecta el desarrollo óseo en los niños, puede prevenirse de manera efectiva con un suministro adecuado de vitamina D. Es especialmente importante la prevención durante el embarazo. Las futuras madres deben tomar diariamente entre 600 y 1000 UI de vitamina D [s170] [s171]. Esto es comparable a un paseo de 20 a 30 minutos en un día soleado, exponiendo la cara y los brazos al sol. Un consejo práctico para las embarazadas: incorpore un "paseo de vitamina D" en su rutina diaria, preferiblemente por la mañana o a primera hora de la tarde. Para recién nacidos y lactantes, existen recomendaciones especiales. Los bebés alimentados con leche materna deben recibir diariamente entre 400 y 800 UI de vitamina D durante el primer año de vida [s170] [s171]. Esto es especialmente importante, ya que la leche materna por sí sola no contiene suficiente vitamina D [s172]. Un consejo práctico para las madres lactantes: coloque las gotas de vitamina D para el bebé junto a los utensilios de lactancia para no olvidar la dosis diaria. Para los lactantes alimentados con fórmula, se recomienda una suplementación adicional de 400 UI de vitamina D al día [s171]. Esto se suma a la vitamina D ya presente en la fórmula. Los padres deben idealmente asociar la administración de vitamina D con una rutina diaria fija, como la toma del biberón por la mañana. Para los prematuros, existen recomendaciones especiales: necesitan 400 UI de vitamina D y 150-220 mg/kg de calcio diariamente [s173]. Este aumento en la ingesta es importante, ya que los prematuros son especialmente susceptibles a la deficiencia de vitamina D. Un consejo práctico para los padres de prematuros: lleve un diario de alimentación para monitorear la ingesta diaria de vitaminas y minerales. A medida que los niños crecen, cambian las recomendaciones. Los niños de 1 a 18 años deben consumir diariamente 600 UI de vitamina D y entre 600 y 800 mg de calcio [s173]. Esto puede apoyarse con una dieta equilibrada y ejercicio regular al aire libre. Una sugerencia concreta: establezca "tiempos de juego al aire libre", idealmente entre las 10 y las 15 horas, cuando la radiación UV es óptima para la producción de vitamina D en el cuerpo. En grupos de riesgo, como los niños con exposición solar limitada o <u>trastornos de malabsorción</u>, pueden ser necesarias dosis más altas de 400-1000 UI de vitamina D diariamente

[s173]. En tales casos, es especialmente importante un control regular de los niveles de vitamina D por parte del pediatra. Si ya existe una deficiencia de vitamina D, se requiere una terapia intensificada. Los niños afectados necesitan entonces 2000 UI diariamente o 50,000 UI semanalmente durante un período de 6 semanas [s174]. Posteriormente, se realiza una terapia de mantenimiento con 1000 UI al día. La prevención del raquitismo requiere un enfoque integral que considere la alimentación, la suplementación y el estilo de vida [s170]. Los padres deben trabajar en estrecha colaboración con su pediatra y asistir a chequeos regulares. Un consejo práctico: elabore un "calendario de prevención" que incluya citas para chequeos, suplementación de vitamina D y actividades al aire libre regulares.

## Glosario

### Raquitismo

Una enfermedad caracterizada por la falta de mineralización del hueso que puede llevar a deformidades en el esqueleto. Los signos típicos son piernas en O, piernas en X y un desarrollo retrasado de la fontanela.

### Malabsorción

Un trastorno de la absorción de nutrientes en el intestino, que puede tener diversas causas, como la enfermedad celíaca o enfermedades inflamatorias intestinales crónicas.

**Resumen - 3. 1. Salud ósea y prevención de osteoporosis**

* La mayor densidad ósea se alcanza entre los 25 y 35 años de edad.
  El cuerpo absorbe solo el 15-20% del calcio ingerido.
  El receptor de vitamina D (VDR) regula el metabolismo del calcio y del fosfato a través de la regulación genética.
  La osteoprotegerina (OPG) y RANKL son factores clave en el control de la resorción ósea.
  Una suplementación combinada de calcio y vitamina D reduce el riesgo total de fracturas en un 15% y el riesgo de fracturas de cadera en un 30%.
  Aproximadamente un tercio de las personas mayores de 65 años se cae al menos una vez al año, y el 5-6% de estas caídas resultan en fracturas.
  Una ingesta diaria de 800-1000 UI de vitamina D reduce el riesgo de caídas en un 22%.
  La microbiota intestinal influye en la absorción de minerales mediante la reducción del pH en el intestino.
  El sulfato de condroitina en combinación con calcio mejora la densidad ósea, especialmente en el fémur.
  Los probióticos pueden atenuar los aumentos de la resorción ósea relacionados con la edad.
  Los bebés prematuros necesitan 400 UI de vitamina D y 150-220 mg/kg de calcio diariamente.
  En caso de deficiencia de vitamina D, se requiere una terapia intensiva con 2000 UI diarias o 50,000 UI semanales durante 6 semanas.

## 3. 2. Sistema inmunológico y defensa contra infecciones

l papel del sistema inmunológico en la defensa contra patógenos es de fundamental importancia para nuestra salud. Pero, ¿cómo apoya exactamente la vitamina D3 a este complejo sistema de defensa? ¿Qué mecanismos se ven positivamente influenciados por un suministro adecuado de vitamina D3? La investigación de los últimos años ha revelado sorprendentes conexiones entre el estado de vitamina D3 y la funcionalidad de diversas células inmunitarias. Desde el fortalecimiento de la inmunidad innata hasta la modulación de células T y B, así como la regulación de procesos inflamatorios, los efectos de la vitamina D3 en el sistema inmunológico son variados y complejos. Estudios recientes muestran que un nivel óptimo de vitamina D3 no solo puede reducir el riesgo de infecciones, sino que también contribuye de manera significativa a la regulación de reacciones inmunitarias desmedidas. Las siguientes secciones iluminan los diferentes mecanismos de esta fascinante interacción entre la vitamina D3 y nuestro sistema inmunológico.

*„Los estudios epidemiológicos demuestran una clara relación entre la deficiencia de vitamina D y una mayor susceptibilidad a infecciones, especialmente en enfermedades respiratorias.“*

## 3. 2. 1. Fortalecimiento de la inmunidad innata

l fortalecimiento de la inmunidad innata es un proceso complejo que puede ser influenciado por diversos factores. En particular, la vitamina D desempeña un papel clave al interactuar directamente con las células inmunitarias y optimizar sus funciones [s175]. Esta interacción ocurre a través de receptores específicos de vitamina D en las células inmunitarias, que, con un suministro adecuado de vitamina D, estimulan la producción de péptidos antimicrobianos importantes como Catelicidina y defensinas. Un aspecto especialmente importante es la interacción entre la microbiota intestinal y el sistema inmunológico [s176]. La flora intestinal produce vitaminas B esenciales que son indispensables para la inmunohomostasis. Para apoyar estos procesos, se recomienda una dieta rica en fibra con alimentos fermentados como chucrut o kéfir. Estos promueven una flora intestinal saludable y, por ende, indirectamente también el sistema inmunológico. La investigación muestra que los β-glucanos pueden funcionar como entrenadores naturales del sistema inmunológico [s177]. De alguna manera, preparan al sistema inmunológico para futuras infecciones, similar a un entrenamiento preventivo. Esto se puede lograr prácticamente mediante el consumo regular de hongos como shiitake o setas ostra, que son ricos en β-glucanos. La vitamina C y el zinc se presentan como socios importantes en la defensa inmunológica [s178]. La vitamina C mejora la actividad de las células asesinas naturales y apoya la proliferación de linfocitos. Por otro lado, una deficiencia de zinc puede afectar significativamente la función de las células inmunitarias. Una dieta equilibrada con abundantes frutas y verduras frescas, así como productos animales de alta calidad, puede tener un efecto preventivo. Particularmente interesante es la producción local de vitamina D activa directamente en los sitios de infección [s179]. Esto ocurre a través de la enzima CYP27B1 en las células inmunitarias y conduce a la formación de 1,25-dihidroxivitamina D, que estimula la expresión de péptidos antimicrobianos. Para apoyar este mecanismo, se recomienda una exposición regular al sol de 15-20 minutos al día (teniendo en cuenta el tipo de piel). La activación de los receptores de reconocimiento de patrones (PRRs) en las células inmunitarias es otro mecanismo importante de la inmunidad innata [s180]. Los inmunomoduladores de origen vegetal pueden estimular aún más esta defensa natural. Esto se puede lograr prácticamente mediante el consumo de hierbas que refuercen el sistema inmunológico, como equinácea o jengibre.

Los estudios epidemiológicos demuestran una clara relación entre la deficiencia de vitamina D y una mayor susceptibilidad a infecciones [s181]. Esto se observa especialmente en enfermedades respiratorias. En los meses de invierno, cuando la formación natural de vitamina D a través de la luz solar está restringida, una suplementación específica puede ser útil. La modulación de la respuesta inmunitaria por la vitamina D [s182] también se manifiesta en la capacidad de atenuar reacciones inflamatorias excesivas y, al mismo tiempo, promover la producción de citosinas antiinflamatorias protectoras. Esto es especialmente importante en la prevención de enfermedades autoinmunitarias y en casos graves de infecciones.

Las recomendaciones prácticas para fortalecer la inmunidad innata incluyen:
- Ejercicio moderado regular al aire libre
- Suficiente sueño (7-9 horas)
- Reducción del estrés mediante técnicas de relajación
- Dieta equilibrada con muchos productos integrales, legumbres y verduras coloridas
- Consumo regular de alimentos fermentados
- Suficiente ingesta de líquidos (aproximadamente 30-35 ml por kg de peso corporal)

Estas medidas apoyan sinérgicamente los diversos mecanismos de la inmunidad innata y contribuyen a una defensa inmunológica robusta.

## 3. 2. 2. Influencia en células T y células B

l efecto de la vitamina D3 en las células T y B es un proceso fascinante que contribuye significativamente a la regulación de nuestro sistema inmunológico. Es especialmente notable la regulación diferenciada de varios tipos de células inmunitarias, que asegura una respuesta inmunitaria equilibrada [s183]. Un aspecto importante es la influencia en las células T reguladoras (Tregs), cuya cantidad se incrementa con la vitamina D3. Estas Tregs actúan como "frenos" naturales del sistema inmunológico y previenen reacciones inmunitarias excesivas [s184]. Esto es particularmente relevante en la prevención de enfermedades autoinmunitarias. Las personas con un riesgo elevado de enfermedades autoinmunitarias deben prestar especial atención a su suministro de vitamina D3, por ejemplo, mediante estancias regulares al aire libre durante el mediodía, siempre considerando una adecuada protección solar. La investigación también muestra una interesante interacción entre la vitamina D3 y la producción de IgA en el intestino delgado [s183]. La IgA es un anticuerpo importante que protege especialmente las mucosas. Para apoyar este efecto protector, se recomienda una dieta amigable con el intestino que incluya alimentos prebióticos como achicoria, topinambur o alcachofas. Estos promueven una flora intestinal saludable y, por ende, apoyan indirectamente la producción de IgA. Otro efecto significativo de la vitamina D3 es la modulación de las células T ayudantes tipo 17 (Th17) [s184]. Estas células juegan un papel importante en los procesos inflamatorios, y su actividad controlada es esencial para una respuesta inmunitaria equilibrada. En la práctica, este efecto equilibrante puede ser apoyado mediante ejercicio moderado regular, ya que la actividad física también contribuye a la regulación de la función inmunológica. Particularmente interesante es el papel de la vitamina D3 durante el embarazo [s184]. En la interfaz fetomaterna, actúa como un regulador clave de la función inmunológica y asegura un equilibrio entre la defensa contra infecciones y la tolerancia. Por lo tanto, las mujeres embarazadas deben revisar regularmente su estado de vitamina D3 y, si es necesario, suplementar tras consultar a su médico. La cantidad de linfocitos se ve positivamente influenciada por la suplementación de vitamina D3, como muestran los estudios [s183]. Esto es especialmente relevante en tiempos de mayor riesgo de infecciones. Para apoyar este efecto, se recomienda una dieta equilibrada rica en antioxidantes, como los que se encuentran en verduras coloridas y bayas. La regulación de la actividad de las células B por la vitamina D3 se manifiesta en una proliferación y diferenciación controladas [s184]. Esto es importante para una producción equilibrada de anticuerpos. En la práctica, esta función puede ser apoyada mediante un sueño adecuado y de calidad, ya que durante el descanso nocturno se llevan a cabo importantes procesos de regeneración del sistema inmunológico. La compleja interacción entre la vitamina D3 y el sistema inmunológico adaptativo subraya la necesidad de una consideración holística de la salud inmunológica. Además del suministro de vitamina D3, factores como la gestión del estrés, una hidratación adecuada y un equilibrio saludable entre trabajo y vida personal juegan un papel importante en el funcionamiento óptimo del sistema inmunológico.

### Glosario

### Linfocito

Pequeñas células blancas que se especializan en reconocer y combatir patógenos específicos.

### Inmunoglobulina A

Una proteína en forma de Y que actúa como primera línea de defensa en mucosas como la nariz, la boca y el intestino, atrapando patógenos.

### Células T reguladoras

Células blancas especializadas que dirigen y supervisan otras células inmunitarias. Pueden detener reacciones inmunitarias dañinas.

### 3. 2. 3. Reducción del riesgo de infección

a reducción del riesgo de infección se basa en una compleja interacción de diversos factores, siendo la adecuada provisión de <u>micronutrientes</u> una función central [s185]. Especialmente en tiempos de mayor riesgo de infección, una óptima provisión de nutrientes es de suma importancia. Los estudios muestran que las personas con un marcado déficit de ciertos micronutrientes pueden reducir su riesgo de infección en hasta un 44% mediante una supplementierung específica [s186]. Esto subraya el enorme potencial de prevención de una provisión de nutrientes optimizada. Para aprovechar este potencial en la vida cotidiana, se recomienda una dieta variada con un enfoque especial en alimentos ricos en nutrientes. Esto significa, por ejemplo, consumir al menos cinco porciones de frutas y verduras de diferentes colores al día, donde cada color representa diferentes micronutrientes. La investigación ha demostrado que, en particular, las vitaminas A, D, C, E, B6 y B12, así como el folato, zinc, hierro, cobre y selenio, trabajan <u>sinérgicamente</u> para fortalecer la defensa inmunológica [s185]. Un enfoque práctico para optimizar la provisión es el desarrollo de un "plan de alimentación para la protección inmunológica" personal. Este debe combinar intencionadamente alimentos ricos en nutrientes, como semillas de calabaza para el zinc, nueces de Brasil para el selenio y cítricos para la vitamina C. La función de los ácidos grasos omega-3 en la defensa contra infecciones merece especial atención [s187]. Estos ácidos grasos esenciales apoyan la resolución de procesos inflamatorios y, por lo tanto, optimizan la respuesta inmunológica. En la práctica, esto significa consumir pescado graso dos veces por semana o, en una dieta vegana, recurrir a aceites de algas de alta calidad. Un enfoque innovador para la prevención de infecciones es la combinación de la suplementación de vitamina D con medidas terapéuticas específicas [s188]. Esto puede ser especialmente relevante en la prevención de enfermedades respiratorias. En la vida cotidiana, esto se puede lograr mediante una combinación de ejercicio regular al aire libre, idealmente de 30 a 60 minutos al día, y una suplementación de vitamina D adecuada a las necesidades. También es importante considerar los factores de riesgo individuales. Ciertos grupos de población tienen una mayor necesidad de micronutrientes o una ingesta insuficiente [s185]. Esto afecta, por ejemplo, a las personas mayores, las mujeres embarazadas o las personas con enfermedades crónicas. Para estos grupos, una suplementación específica bajo supervisión médica puede ser útil. Un aspecto a menudo subestimado de la prevención de infecciones es la importancia de la salud intestinal. Una flora intestinal equilibrada apoya significativamente la función inmunológica. Esto se puede lograr mediante el consumo regular de alimentos fermentados como kéfir, kimchi o chucrut, así como la ingesta de <u>fibra prebiótica</u>. La implementación de estas medidas preventivas debe llevarse a cabo idealmente durante todo el año, prestando especial atención a la provisión de vitamina D en los meses de invierno. Un enfoque práctico es desarrollar una "rutina de protección inmunológica" personal que incluya, además de la alimentación, un sueño adecuado, ejercicio regular y manejo del estrés. La rentabilidad de la suplementación de micronutrientes como medida preventiva [s187] la convierte en una opción atractiva para la salud pública. Sin embargo, la suplementación siempre debe entenderse como un complemento a una dieta equilibrada, no como un sustituto.

## Glosario

**prebiótico**
Componentes alimentarios no digeribles que promueven el crecimiento y la actividad de bacterias intestinales beneficiosas.

**Micronutriente**
Sustancias vitales como vitaminas, minerales y oligoelementos que el cuerpo no puede producir por sí mismo y que necesita en pequeñas cantidades.

**sinérgico**
Interacción de diversos factores, donde el efecto total es mayor que la suma de los efectos individuales.

## 3. 2. 4. Modulación de la respuesta inflamatoria

a modulación de la respuesta inflamatoria por la vitamina D3 se manifiesta como un proceso complejo y finamente ajustado que abarca diversos mecanismos. Es especialmente notable la capacidad de la vitamina D3 para intervenir de manera específica en los procesos inflamatorios y regularlos [s189]. Esto ocurre, entre otras cosas, mediante la reducción de moléculas de señalización pro-inflamatorias como TNF-α, mientras se activan simultáneamente mecanismos antiinflamatorios. Un aspecto fascinante es el papel recién descubierto de la activación de la arginasa como mecanismo antiinflamatorio [s189]. Este hallazgo abre nuevas perspectivas terapéuticas, especialmente en enfermedades de la piel con componente inflamatorio. En la práctica, esto se puede implementar, por ejemplo, mediante una combinación de un suministro adecuado de vitamina D3 y cuidados suaves para la piel. Las personas con problemas cutáneos deben prestar especial atención a sus niveles de vitamina D3 y considerar la posibilidad de una suplementación. En las enfermedades autoinmunes, se observa una relación particularmente interesante: los niveles bajos de vitamina D3 a menudo se correlacionan con una mayor actividad de la enfermedad [s190]. Esto es especialmente relevante para pacientes con enfermedades como la esclerosis múltiple o la artritis reumatoide. En la práctica, esto significa que los afectados deben revisar regularmente su estado de vitamina D y, en consulta con su médico, desarrollar una estrategia de suplementación adaptada a sus necesidades. El componente genético del efecto de la vitamina D, que se manifiesta en polimorfismos del receptor de vitamina D (VDR) [s190], subraya la necesidad de un enfoque personalizado. Esto también explica por qué las personas pueden reaccionar de manera diferente a la suplementación de vitamina D. Una consecuencia práctica es la recomendación de monitorear el suministro individual de vitamina D mediante análisis de sangre regulares. La actividad física desempeña un papel complementario importante en la modulación de las respuestas inflamatorias [s191]. El ejercicio moderado regular reduce las zytokine pro-inflamatorias y promueve la producción de mediadores antiinflamatorios. Un enfoque práctico es la integración de 30-45 minutos de actividad moderada al día, idealmente al aire libre, lo que además apoya la producción natural de vitamina D en el cuerpo. En la aplicación terapéutica de la vitamina D3 para la modulación inflamatoria, aún no existen recomendaciones de dosificación uniformes [s192]. Sin embargo, la investigación sugiere que dosis más altas bajo supervisión médica pueden ser útiles en ciertas enfermedades. Es importante realizar un control regular de los valores sanguíneos y ajustar la dosificación de manera gradual.

Un consejo práctico para la vida cotidiana es la combinación de diversas estrategias de modulación inflamatoria:
- Controles regulares de los niveles de vitamina D
- Actividad física adaptada
- Dieta antiinflamatoria rica en ácidos grasos omega-3
- Reducción del estrés mediante técnicas de relajación
- Suficiente sueño para la regeneración del sistema inmunológico

Este enfoque holístico puede apoyar de manera óptima el efecto modulador inflamatorio de la vitamina D3 y contribuir a una mejor salud.


## Glosario

### Arginasa
Una enzima que descompone el aminoácido arginina y, por lo tanto, actúa de manera antiinflamatoria

### Polimorfismo
Variaciones naturales en la secuencia de ADN que pueden dar lugar a diferentes manifestaciones de un gen

### TNF-α
Una sustancia de señalización del sistema inmunológico que se libera durante las inflamaciones y puede causar fiebre y daños en los tejidos

## Resumen - 3. 2. Sistema inmunológico y defensa contra infecciones

- La vitamina D3 interactúa directamente con las células inmunitarias a través de receptores específicos y estimula la producción de péptidos antimicrobianos como el catelicidina.

- La flora intestinal produce vitaminas del grupo B, que son esenciales para la inmunohomeostasis.

- Los β-glucanos de los hongos actúan como entrenadores inmunitarios naturales y preparan al sistema inmunológico para futuras infecciones.

- En los sitios de infección, las células inmunitarias producen vitamina D activa localmente a través de la enzima CYP27B1.

- La vitamina D3 aumenta el número de células T reguladoras (Tregs), que previenen reacciones inmunitarias excesivas.

- La vitamina D3 modula las células T helper tipo 17 (Th17) para una respuesta inmunitaria equilibrada.

- En la interfaz fetomaterna, la vitamina D3 actúa como un regulador clave entre la defensa contra infecciones y la tolerancia.

- Las personas con deficiencia de micronutrientes pueden reducir su riesgo de infección hasta en un 44% mediante una suplementación específica.

- Las vitaminas A, D, C, E, B6, B12, así como el folato, zinc, hierro, cobre y selenio actúan sinérgicamente en la defensa inmunitaria.

- Los polimorfismos del receptor de vitamina D (VDR) explican las diferentes reacciones individuales a la suplementación.

- La activación de la arginasa ha sido identificada como un nuevo mecanismo antiinflamatorio de la vitamina D3.

- Los niveles bajos de vitamina D3 se correlacionan con una mayor actividad de la enfermedad en enfermedades autoinmunitarias.

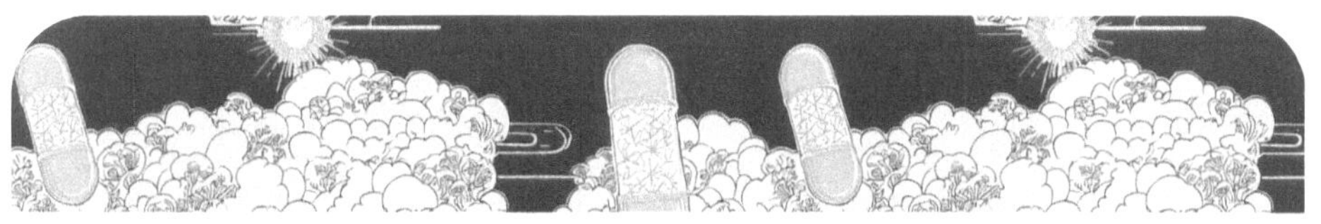

- La vitamina D3 activa la producción de péptidos antimicrobianos como el catelicidina y las defensinas a través de receptores específicos de vitamina D en las células inmunitarias.
- La microbiota intestinal produce vitaminas B esenciales para la homeostasis inmunológica y afecta la absorción de minerales.
- Los β-glucanos actúan como entrenadores inmunitarios naturales y preparan al sistema inmunológico para futuras infecciones.
- La producción local de vitamina D activa por la enzima CYP27B1 ocurre directamente en los sitios de infección.
- Las células T reguladoras (Tregs) son aumentadas por la vitamina D3 y previenen reacciones inmunitarias excesivas.
- La producción de IgA en el intestino delgado es modulada por la vitamina D3 y protege las mucosas.
- La vitamina D3 reduce las moléculas de señalización proinflamatorias como el TNF-α y al mismo tiempo activa mecanismos antiinflamatorios.
- La activación de la arginasa ha sido descubierta como un nuevo mecanismo antiinflamatorio de la vitamina D3.
- Los polimorfismos del receptor de vitamina D (VDR) explican las diferentes reacciones individuales a la suplementación.
- Las personas con deficiencia de vitamina D pueden reducir su riesgo de infección en hasta un 44% mediante una suplementación específica.
- La mayor densidad ósea se alcanza entre los 25 y 35 años de edad.
- El cuerpo solo absorbe entre el 15-20% del calcio ingerido, siendo la vitamina D3 la que optimiza esta absorción.
- Una ingesta diaria de 800-1000 UI de vitamina D puede reducir el riesgo de caídas en un 22%.
- La suplementación conjunta de calcio y vitamina D reduce el riesgo total de fracturas en un 15% y el riesgo de fracturas de cadera en un 30%.

- Durante el embarazo, la vitamina D3 actúa como un regulador clave de la función inmunológica en la interfaz fetomaterna.

- Pero, ¿cómo se puede determinar la dosis óptima y qué aspectos de seguridad deben tenerse en cuenta al suplementar?

# 4. Seguridad y monitoreo

a ingesta segura y controlada de vitamina D3 plantea preguntas para muchas personas: ¿Cómo se puede determinar de manera confiable el propio estado de vitamina D? ¿Qué límites se deben tener en cuenta y cuándo puede ser peligrosa una suplementación? El monitoreo del suministro de vitamina D requiere una comprensión fundamental de los métodos de medición y su interpretación. No solo los valores de laboratorio son relevantes; también deben considerarse las fluctuaciones estacionales y factores individuales como enfermedades preexistentes o la ingesta de medicamentos. Particularmente en ciertas enfermedades subyacentes como la insuficiencia renal o la sarcoidosis, la suplementación de vitamina D3 requiere un control cuidadoso. ¿Cómo se puede encontrar el equilibrio adecuado entre un suministro suficiente y una posible sobredosis? Los siguientes capítulos abordan los diferentes aspectos del manejo seguro de la vitamina D3 y destacan en qué se debe prestar especial atención durante el monitoreo regular. Porque solo quien conoce los fundamentos más importantes puede tomar una decisión informada sobre su propia suplementación.

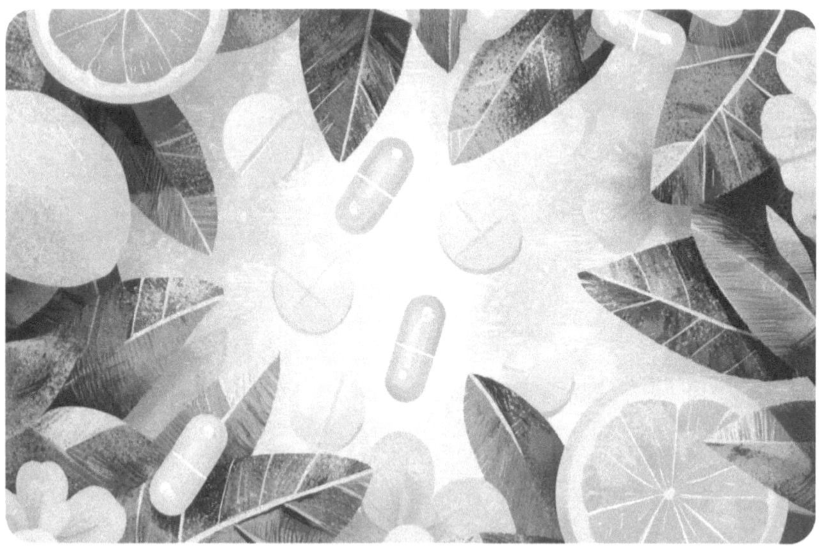

# 4. 1. Niveles de vitamina D en sangre

a determinación del nivel de vitamina D en la sangre es un aspecto central para la suplementación segura y efectiva con vitamina D3. Pero, ¿cómo se puede determinar de manera confiable el estado de vitamina D? ¿Qué métodos están disponibles y qué significan concretamente los valores medidos? Especialmente interesante es la cuestión de los valores óptimos, ya que la discusión científica muestra que la definición de un nivel de vitamina D 'saludable' es más compleja de lo que inicialmente se pensaba. El control regular del estado de vitamina D no solo permite la adaptación individual de la suplementación, sino que también proporciona importantes indicios sobre el estado general de salud. La interpretación de los valores medidos requiere considerar diversos factores como la estación del año, el estilo de vida y la situación de salud personal. Una comprensión fundamentada de los valores en sangre y su significado es la clave para una suplementación segura y efectiva de vitamina D.

*„El método LC-MS/MS se considera el estándar de oro para la determinación de vitamina D en sangre y es recomendado por la encuesta nacional de salud y nutrición, ya que se caracteriza por una mayor sensibilidad, precisión y reproducibilidad."*

# 4. 1. 1. Niveles óptimos de vitamina D

l nivel óptimo de vitamina D en sangre es un importante indicador de salud, determinado mediante la medición de 25hydroxyvitamin_d (25(OH)D) [s193]. Para la mayoría de las personas, un nivel en sangre de 50 nmol/L (20 ng/mL) o más se considera suficiente para la salud ósea y el bienestar general [s194]. Muchos expertos incluso recomiendan un rango objetivo entre 40 y 60 ng/mL para una salud óptima [s195]. La clasificación de los niveles de vitamina D se realiza en diferentes categorías: una deficiencia severa se presenta con valores por debajo de 30 nmol/L (12 ng/mL) [s196], lo que puede tener efectos dramáticos en la salud. Los valores entre 30 y 50 nmol/L se consideran insuficientes, mientras que los valores superiores a 125 nmol/L (50 ng/mL) se clasifican como demasiado altos y pueden ser potencialmente tóxicos [s194]. Para alcanzar y mantener un nivel óptimo de vitamina D, los expertos recomiendan diversas medidas. La ingesta diaria recomendada varía según la edad y la situación de vida: los adultos deben consumir alrededor de 600 UI diarias, mientras que las personas mayores de 70 años necesitan aproximadamente 800 UI [s197]. Se recomiendan 400-1000 UI para los lactantes, 600-1000 UI para niños y adolescentes, y los adultos deberían tomar 1500-2000 UI diariamente [s195]. Es especialmente importante revisar regularmente el nivel de vitamina D, idealmente dos veces al año: una vez en primavera y otra en otoño [s195]. Esto permite un ajuste individual de la suplementación. Las personas que pasan poco tiempo al aire libre o tienen un tono de piel más oscuro deben prestar especial atención a su suministro de vitamina D [s198]. En la práctica, esto significa que desde finales de marzo hasta finales de septiembre, la mayoría de las personas pueden satisfacer sus necesidades de vitamina D a través de la luz solar [s198]. Un breve paseo al mediodía, exponiendo la cara y los brazos al sol, puede ser útil. En los meses de invierno, sin embargo, a menudo es necesaria la suplementación [s198]. Curiosamente, estudios recientes también muestran una relación entre el estado de vitamina D y COVID-19: un suministro adecuado podría estar asociado con un curso de enfermedad más leve [s199]. La ingesta diaria de 5000 UI de vitamina D3 durante dos semanas pudo acortar el tiempo de recuperación de ciertos síntomas de COVID-19 en pacientes con un estado subóptimo de vitamina D [s199]. Existen diferentes enfoques para la suplementación: mientras que algunas personas toman vitamina D a diario, también pueden ser efectivas las dosis mensuales o las grandes dosis de carga [s200]. Estas últimas normalizan el nivel de vitamina D especialmente rápido, mientras que las dosis mensuales requieren de 3 a 5 meses para alcanzar valores de meseta [s200]. Es importante tener en cuenta que la concentración óptima de suero de 25-hidroxivitamina D sigue siendo objeto de debate y que existen diferencias en el metabolismo mineral entre diferentes grupos étnicos [s201]. Un nivel de vitamina D demasiado alto (por encima de 100 ng/mL) puede ser tóxico debido a la hyperkalzaemie secundaria [s201]. Una deficiencia de vitamina D puede tener graves consecuencias, desde deformidades óseas en niños (raquitismo) hasta dolores óseos en adultos (osteomalacia) [s198]. Por lo tanto, es importante conocer el propio estado de vitamina D y optimizarlo mediante medidas adecuadas.

## 4. 1. 2. Métodos para determinar el estado de vitamina D

a determinación del estado de vitamina D se realiza principalmente a través de análisis de sangre, utilizando diversos métodos. La medida más importante y comúnmente utilizada es el 25-hidroxivitamina D (25(OH)D) en sangre [s202]. Para el análisis, se toma una muestra de sangre de aproximadamente 6 ml de una vena del brazo [s203]. Los pacientes deben informar a su médico sobre todos los medicamentos y suplementos que estén tomando antes de la extracción de sangre, aunque no se requieren preparaciones especiales [s204].

Los métodos analíticos para la determinación de vitamina D han avanzado significativamente en los últimos años. Las técnicas más comunes incluyen:
- Quimioluminiscencia-Inmunoensayos (CLIA)
- Radioinmunoensayo (RIA)
- Cromatografía líquida de alta resolución (HPLC)
- Cromatografía líquida-espectrometría de masas en tándem-Espectrometría de masas (LC-MS/MS)
- Técnica ELISA [s205] [s202]

El método LC-MS/MS se considera el estándar de oro y es recomendado por la encuesta nacional de salud y nutrición. Se caracteriza por una sensibilidad, precisión y reproducibilidad mejoradas [s205]. Esto es especialmente importante, ya que la variabilidad entre diferentes métodos de prueba puede dificultar la interpretación de los resultados [s202]. Otro aspecto interesante es la medición de la proteína de unión a vitamina D (VDBP) y el cálculo de la vitamina D bioactiva. Un estudio con diferentes grupos de pacientes mostró que los niveles de VDBP eran significativamente más bajos en pacientes de cuidados intensivos y más altos en mujeres embarazadas en comparación con personas sanas [s206]. Estos parámetros adicionales pueden proporcionar información valiosa sobre el metabolismo de la vitamina D, aunque aún no están estandarizados en la práctica clínica [s207]. Para cuestiones diagnósticas específicas, también puede ser útil medir 1,25-dihidroxivitamina D. Sin embargo, esta prueba no se recomienda para el cribado rutinario, ya que este metabolito tiene una vida media muy corta en sangre [s202]. Se utiliza principalmente para el monitoreo de problemas renales o para aclarar valores anormales en sangre [s204]. Recomendaciones prácticas para los pacientes: 1. Hágase revisar su estado de vitamina D idealmente dos veces al año, preferiblemente en primavera y otoño. 2. Lleve una lista precisa de sus medicamentos y suplementos antes de la extracción de sangre. 3. Pregunte sobre el método de medición utilizado y pida que le expliquen los resultados en detalle. 4. Tenga en cuenta factores individuales como el tipo de piel, el estilo de vida y la temporada al interpretar los valores. La investigación trabaja continuamente en la mejora de los métodos de prueba. Los desarrollos actuales buscan mejorar la estandarización de la medición de 25(OH)D para garantizar una mejor comparabilidad de los resultados entre diferentes laboratorios [s207]. También enfoques nuevos como la medición paralela de 25(OH)D y 24,25(OH)2D podrían proporcionar información adicional sobre el metabolismo de la vitamina D en el futuro [s207]. También es interesante el uso de métodos analíticos modernos para predecir la deficiencia de vitamina D. Estudios han demostrado que la regresión logística multivariante, redes neuronales y análisis de árboles de decisión pueden utilizarse para evaluar factores de riesgo como raza, género, temporada y niveles de albúmina sérica [s208]. Estos modelos podrían ayudar en el futuro a identificar grupos de riesgo más temprano y tratarlos de manera más específica.

## Cromatografía líquida de alta resolución
Un moderno método de separación en el que las sustancias se presionan a alta presión a través de una columna para separarlas

## Espectrometría de masas
Un método de análisis para determinar la masa de moléculas mediante ionización y posterior medición de su relación masa-carga

## Inmunoensayo
Un método de laboratorio para detectar sustancias basado en la unión específica entre anticuerpos y las moléculas a medir

## Quimioluminiscencia
Un proceso físico en el que reacciones químicas producen luz sin generar calor

## Radioinmunoensayo
Un método de detección altamente sensible que utiliza moléculas marcadas radiactivamente para medir sustancias específicas en sangre

## Técnica ELISA
Una técnica de laboratorio para detectar proteínas que se basa en una reacción de color enzimática y permite mediciones muy precisas

# 4. 1. 3. Interpretación de los resultados de las pruebas

a interpretación de los resultados de las pruebas de vitamina D requiere una comprensión matizada de varios factores y límites. Los informes de laboratorio indican los valores como "vitamina D total" o separados como vitamina D2 y D3. Para la evaluación clínica, la suma de ambos valores es relevante, ya que ambas formas tienen efectos similares en el cuerpo [s209]. La definición de los límites es tratada de manera diferente en el ámbito profesional. Mientras que algunas autoridades establecen una insuficiencia con valores entre 12 y 19 ng/mL y una deficiencia con menos de 12 ng/mL [s210], otras consideran que valores por debajo de 50 nmol/L (20 ng/mL) ya son deficientes [s211]. Estas diferentes definiciones pueden resultar confusas para los pacientes. Un consejo práctico: pida a su médico que le explique los límites utilizados y documente esto junto con sus valores medidos. Al interpretar los resultados, se deben considerar varios factores influyentes. Los valores bajos pueden tener diversas causas: ingesta insuficiente a través de la alimentación o la luz solar, trastornos de absorción o problemas en la conversión a la forma activa [s209]. Un ejemplo práctico: un paciente con enfermedad inflamatoria intestinal puede tener valores bajos a pesar de una exposición adecuada a la luz solar y suplementación, ya que la absorción en el intestino está alterada. Curiosamente, la mayoría de las personas con deficiencia de vitamina D inicialmente no presentan síntomas evidentes [s212]. Sin embargo, a largo plazo, puede haber una caída en los niveles de calcio y una hiperactividad secundaria de las glándulas paratiroides. Esto subraya la importancia de controles regulares, especialmente en grupos de riesgo. La praevalenz de la deficiencia de vitamina D es notablemente alta en todo el mundo, con diferencias significativas entre diferentes grupos poblacionales y de edad [s211]. Un porcentaje considerable de personas presenta valores por debajo de 20 ng/mL [s213]. Estos datos epidemiológicos deben ser considerados en la evaluación individual de los resultados de las pruebas. Los pacientes con enfermedades subyacentes específicas requieren atención especial. La determinación de vitamina D es especialmente importante en personas con malabsorptionssyndromen, insuficiencia renal o dolores óseos inexplicables [s214]. En tales casos, se recomienda un monitoreo más estrecho de los valores. Al interpretar valores altos, se debe tener precaución. Los niveles tóxicos de vitamina D generalmente se producen por una suplementación excesiva [s209]. Un consejo práctico: lleve un diario de suplementación y discuta la dosificación regularmente con su médico. En caso de valores tóxicos, la suplementación debe interrumpirse de inmediato, ya que de lo contrario pueden ocurrir daños en los órganos. La estandarización de los métodos de prueba sigue siendo un desafío. La <u>variabilidad interensayo</u> dificulta el desarrollo de directrices uniformes para evaluar el estado de vitamina D [s215]. Un consejo práctico para los pacientes: realice sus controles en el mismo laboratorio siempre que sea posible para garantizar la comparabilidad de los valores. Un monitoreo rutinario después de la suplementación solo es necesario en ciertas condiciones clínicas que son tratadas por un especialista [s214]. Para la mayoría de las personas, un control regular en primavera y otoño es suficiente para optimizar el estado de vitamina D.

Glosario

**Variabilidad interensayo**
Se refiere a las fluctuaciones en los resultados de las pruebas entre diferentes ejecuciones de pruebas o laboratorios, incluso cuando se examina la misma muestra.

# 4. 1. 4. Fluctuaciones estacionales de los valores sanguíneos

as fluctuaciones estacionales de los niveles de vitamina D en sangre siguen un ritmo anual característico, influenciado por diversos factores ambientales y de comportamiento. Los estudios muestran diferencias significativas entre las estaciones, con valores promedio de 25ohd de 45,8 ng/ml en invierno y 55,24 ng/ml en verano [s216]. Esta fluctuación natural tiene amplias repercusiones en diversos aspectos de la salud. Particularmente interesante es la relación entre las fluctuaciones estacionales de la vitamina D y otros valores sanguíneos. Se han demostrado diferencias estacionales significativas en los perfiles lipídicos, donde los niveles de colesterol, LDL y HDL presentan variaciones estacionales. Curiosamente, los niveles de triglicéridos permanecen en gran medida inalterados por estas fluctuaciones [s216]. Estos hallazgos son especialmente relevantes para la interpretación de análisis de sangre: un nivel de colesterol en invierno podría evaluarse de manera diferente a un valor comparable en verano. La presión arterial también muestra fluctuaciones estacionales notables, independientemente de la suplementación de vitamina D. La reducción promedio de la presión arterial sistólica de invierno a verano es de un notable -6,6 mm Hg [s217]. Para los pacientes con hipertensión, esto significa que podrían necesitar ajustar su medicación de manera estacional, una decisión que, por supuesto, debe coordinarse con el médico tratante. Un aspecto práctico se refiere a la prevención de problemas de salud relacionados con el invierno. La suplementación con vitamina D3 y calcio durante los meses de invierno puede compensar eficazmente los cambios estacionales naturales en las hormonas calciotrópicas y marcadores óseos [s218]. Esto es especialmente importante para las personas en latitudes norteñas, donde la radiación UV invernal no es suficiente para una producción adecuada de vitamina D en el cuerpo. Hallazgos interesantes también provienen de estudios en animales, que muestran que los niveles más altos de 25OHD se alcanzan después del pastoreo y durante la mayor exposición solar [s219]. Estas observaciones son transferibles a los humanos: quienes pasan tiempo al aire libre regularmente en verano pueden reponer naturalmente sus reservas de vitamina D. La distribución mensual de los niveles de vitamina D muestra una desigualdad significativa en personas no suplementadas, con los valores más bajos en marzo y los picos en agosto y septiembre [s220]. Para la práctica, esto significa que una determinación de vitamina D a finales del invierno puede proporcionar indicios importantes sobre una posible necesidad de suplementación. Estas fluctuaciones estacionales son especialmente relevantes para las personas con enfermedades crónicas. En pacientes con enfermedad pulmonar obstructiva crónica, se ha encontrado una clara relación entre los niveles de vitamina D y la frecuencia de infecciones respiratorias [s221]. Este hallazgo subraya la importancia de un suministro adecuado de vitamina D, especialmente en los meses de invierno. Un consejo práctico para manejar las fluctuaciones estacionales: lleve un "diario de vitamina D", donde documente sus valores sanguíneos, la exposición a la luz solar y la suplementación. Esto ayuda a identificar patrones individuales y ajustar el suministro en consecuencia. Discuta los resultados con su médico para desarrollar una estrategia óptima adaptada a su situación personal.

### Glosario

**hormonas calciotrópicas**

Hormonas que regulan el equilibrio de calcio en el cuerpo, principalmente la paratohormona y la calcitonina. Controlan la absorción de calcio en el intestino y la deposición de calcio en los huesos.

**perfil lipídico**

Una recopilación de varios valores de grasas en sangre que se utiliza para evaluar el metabolismo y el riesgo cardiovascular.

**presión arterial sistólica**

El valor superior de la presión arterial que se produce cuando el músculo cardíaco se contrae. Indica la presión en las arterias durante la fase de eyección del corazón.

**Resumen - 4. 1. Niveles de vitamina D en sangre**

- 25-Hidroxivitamina D (25(OH)D) es el indicador más importante del estado de vitamina D en la sangre
- Un déficit severo de vitamina D se presenta con valores por debajo de 30 nmol/L (12 ng/mL)
- Muchos expertos recomiendan un rango objetivo óptimo entre 40-60 ng/mL
- El método LC-MS/MS se considera el estándar de oro para la determinación de vitamina D
- Los niveles de VDBP son significativamente más bajos en pacientes de cuidados intensivos y más altos en mujeres embarazadas que en personas sanas
- Modelos de regresión multivariada y redes neuronales se utilizan para predecir la deficiencia de vitamina D
- La variabilidad interensayo entre diferentes métodos de prueba dificulta la interpretación uniforme
- Las fluctuaciones estacionales muestran valores promedio de 45,8 ng/ml en invierno y 55,24 ng/ml en verano
- Los niveles de vitamina D se correlacionan con cambios estacionales en los perfiles lipídicos y la presión arterial
- Los niveles más bajos de vitamina D suelen ocurrir en marzo, mientras que los más altos se registran en agosto/septiembre
- Una ingesta diaria de 5000 UI de vitamina D3 durante dos semanas puede reducir el tiempo de recuperación en pacientes con COVID-19
- Las dosis mensuales de vitamina D requieren de 3 a 5 meses para alcanzar niveles de meseta

## 4. 2. Sobredosis y toxicidad

a pregunta sobre la ingesta segura de vitamina D3 preocupa a muchas personas que consideran la suplementación. ¿A partir de qué dosis se convierte esta vitamina, que en realidad se considera saludable, en un riesgo? ¿Cómo se reconocen los primeros signos de una sobredosis? ¿Y qué consecuencias puede tener una ingesta excesiva para el cuerpo? La frontera entre el efecto terapéutico y la potencial toxicidad es más estrecha de lo que a menudo se supone en el caso de la vitamina D3. Mientras que dosis moderadas fortalecen el sistema inmunológico y promueven la salud ósea, cantidades excesivas pueden tener graves consecuencias para la salud. Especialmente insidioso: los síntomas de una sobredosis a menudo se desarrollan de manera insidiosa y al principio pueden pasarse por alto fácilmente. Por lo tanto, el conocimiento preciso de los límites de seguridad y las posibles señales de advertencia es esencial para cualquiera que esté suplementando vitamina D3. Las siguientes explicaciones detallan en qué debe prestar atención al tomarla.

*„Una sobredosis de vitamina D puede manifestarse a través de diversos síntomas que, al principio, a menudo son subestimados o mal interpretados y se desarrollan de manera gradual.“*

# 4. 2. 1. Síntomas de una sobredosis de vitamina D

Una sobredosis de vitamina D puede manifestarse a través de diversos síntomas, que a menudo son subestimados o mal interpretados al principio. Los primeros signos son frecuentemente inespecíficos y se desarrollan de manera gradual, lo que facilita que pasen desapercibidos [s222]. Los afectados inicialmente informan de debilidad general, fatiga persistente y una disminución del apetito. Estos síntomas también pueden atribuirse erróneamente a otras causas, lo que dificulta su detección temprana. Un mecanismo central de la toxicidad por vitamina D es el desarrollo de una hyperkalzaemie - es decir, niveles elevados de calcio en la sangre [s223]. Esto puede tener consecuencias significativas para varios sistemas orgánicos. En el tracto digestivo, pueden desarrollarse molestias como náuseas, vómitos y estreñimiento persistente [s222]. Un ejemplo típico de la práctica: un paciente que tomó por su cuenta suplementos de vitamina D en dosis altas durante varios meses, inicialmente se quejó de dolores de estómago recurrentes y falta de apetito, antes de que aparecieran otros síntomas. Particularmente característicos son también los cambios que afectan la función renal. Los afectados a menudo notan un aumento de la sed y necesitan orinar con más frecuencia [s222]. La orina puede presentar una consistencia turbia [s224]. Un importante aviso para los pacientes: si nota que está bebiendo significativamente más de lo habitual y necesita ir al baño con más frecuencia, debe consultar a un médico, especialmente si está tomando suplementos de vitamina D. En etapas avanzadas, también pueden aparecer síntomas neurológicos y psicológicos. Estos varían desde confusión y cambios de humor hasta condiciones graves como psicosis o incluso estados comatosos [s225]. El sistema cardiovascular también puede verse afectado, lo que puede manifestarse a través de arritmias o hipertensión [s225]. Externamente, pueden aparecer diversas alteraciones cutáneas: piel seca y agrietada, mayor sensibilidad a la luz y, en algunos casos, áreas de piel de color amarillento-naranja [s224]. Un consejo práctico: preste especial atención a los cambios en la cara, como labios agrietados o una mayor sensibilidad a la luz solar. Particularmente peligroso es que una sobredosis de vitamina D puede debilitar los huesos y causar daños a órganos como el corazón y los riñones [s223]. Para evitar esto, es esencial cumplir con las cantidades máximas recomendadas: los adultos no deben consumir más de 100 microgramos al día. Para los niños de entre 1 y 10 años, el límite es de 50 microgramos diarios, y para los lactantes menores de un año, un máximo de 25 microgramos [s223]. Un consejo práctico importante: lleve un diario de síntomas si está tomando suplementos de vitamina D. Anote anomalías como aumento de la sed, fatiga o cambios de humor. Esto puede ayudar a su médico a detectar una posible sobredosis de manera temprana. Ante los primeros signos de una posible sobredosis, se debe buscar inmediatamente consejo médico. Los síntomas pueden empeorar incluso después de interrumpir la vitamina D, ya que se acumula en el tejido graso y se descompone lentamente. Es recomendable un control regular de los niveles de vitamina D y calcio en la sangre al tomar suplementos de vitamina D, especialmente en productos de dosis más alta.

## 4. 2. 2. Riesgos de hipercalcemia

na <u>hipercalcemia</u>, es decir, un nivel elevado de calcio en la sangre, representa una de las complicaciones más peligrosas de una sobredosis de vitamina D. Los riesgos de este trastorno metabólico son diversos y pueden tener graves consecuencias para diferentes sistemas orgánicos [s226]. Es especialmente insidioso que una hipercalcemia también puede ocurrir con la ingesta de dosis recomendadas de vitamina D, si existe una hipersensibilidad individual [s227]. Los riñones son a menudo el primer órgano afectado. En algunos pacientes, se desarrolla una insuficiencia renal aguda, que se puede detectar mediante niveles elevados de <u>creatinina</u> y urea en la sangre [s228]. Un ejemplo de la práctica clínica: una paciente que tomó un suplemento de vitamina D altamente dosificado durante varios meses desarrolló inicialmente vómitos persistentes. Solo el análisis de laboratorio reveló la hipercalcemia subyacente y el daño renal incipiente. El tratamiento inmediato con reemplazo de líquidos, diuréticos y <u>calcitonina</u> pudo prevenir consecuencias más graves [s228]. Los niños también están especialmente en riesgo, ya que pueden experimentar hipercalcemia debido a una sobredosis accidental. Curiosamente, un estudio mostró que de 15 niños con sobredosis de vitamina D, solo uno desarrolló una hipercalcemia manifiesta [s229]. Esto podría estar relacionado con la frecuente deficiencia de vitamina D en la región, que podría ofrecer cierta protección. Un riesgo a menudo subestimado radica en la fabricación y dosificación de suplementos de vitamina D. Un estudio reveló que en el 5% de los pacientes se detectaron niveles séricos en el rango tóxico, siendo dos casos tan graves que requirieron hospitalización [s230]. La concentración sérica mediana en el grupo de sobredosis fue de 185,5 ng/ml, lo que representa una considerable superación de los límites terapéuticos [s230]. Recomendación práctica para los pacientes: lleve un registro preciso de los suplementos de vitamina D que ha tomado y preste especial atención a la dosificación correcta. En el caso de productos elaborados magistralmente, debe discutir cuidadosamente las instrucciones de dosificación con el farmacéutico. El diagnóstico de hipercalcemia requiere una evaluación exhaustiva de la historia clínica y los síntomas clínicos [s226]. Los hallazgos de laboratorio típicos son, además de la hipercalcemia, niveles elevados de creatinina sérica y altos niveles de 25-OH-vitamina D [s231]. Curiosamente, los valores hepáticos suelen permanecer dentro del rango normal, lo que puede ser útil en el diagnóstico diferencial. Un riesgo particular son las etiquetas erróneas de los suplementos dietéticos o los alimentos excesivamente enriquecidos [s231]. Por lo tanto, los pacientes solo deben utilizar productos de fabricantes de confianza y tener cuidado al combinar diferentes productos enriquecidos. Recomendación para el personal médico: en pacientes con vómitos persistentes y niveles normales de <u>parathormona</u>, siempre se debe considerar una hipercalcemia inducida por vitamina D [s228]. La detección y tratamiento tempranos pueden prevenir daños renales graves. El pronóstico de una toxicidad aguda por vitamina D con hipercalcemia es generalmente bueno con detección oportuna y tratamiento adecuado [s229]. Sin embargo, la prevención mediante una dosificación cuidadosa y controles regulares es la mejor manera de minimizar los riesgos de hipercalcemia.

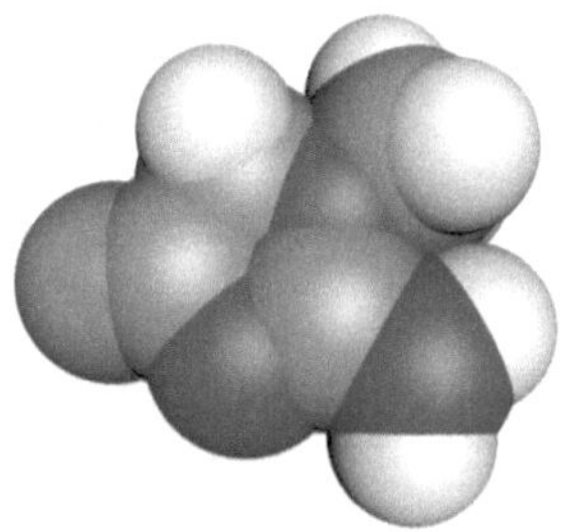

*Creatinina* [i12]

### Calcitonina

Una hormona producida en la glándula tiroides que reduce el nivel de calcio en la sangre al promover la incorporación de calcio en los huesos.

### Creatinina

Un producto de desecho del metabolismo muscular que sirve como un marcador importante para la función renal. Los niveles elevados indican un rendimiento renal comprometido.

### Hipercalcemia

Un trastorno metabólico en el que circula demasiado calcio en la sangre. El valor normal está entre 2,2 y 2,65 mmol/l; por encima de esto se habla de hipercalcemia.

### Parathormona

Una hormona producida en las glándulas paratiroides que regula el equilibrio de calcio y fósforo y aumenta el nivel de calcio en la sangre.

# 4. 2. 3. Límites de seguridad para la ingesta diaria

a determinación de límites seguros de ingesta para la vitamina D3 es un tema complejo, en el que diversas organizaciones de salud llegan a recomendaciones parcialmente diferentes. La Endocrine Society establece el límite superior en 10,000 UI (unidades internacionales) diarias, mientras que otras organizaciones recomiendan un enfoque más conservador con un máximo de 4,000 UI por día [s232]. Estas diferentes evaluaciones subrayan la continua discusión científica sobre los límites óptimos de seguridad. Para la aplicación práctica, es importante entender que la ingesta de 40 UI de vitamina D3 ya aumenta la concentración sérica de 25(OH)D en aproximadamente 1 nM (0.4 ng/ml) [s233]. Esto permite una mejor evaluación de la dosificación: si, por ejemplo, un paciente desea elevar su nivel de vitamina D en 20 ng/ml, teóricamente se requeriría una dosis de aproximadamente 2,000 UI diarias. Sin embargo, tal cálculo siempre debe realizarse bajo supervisión médica, ya que factores individuales pueden influir significativamente en la absorción y utilización. La ingesta máxima tolerable (UL) se refiere a la ingesta crónica máxima, donde los riesgos para la salud se consideran poco probables [s234]. Un ejemplo práctico: una persona que toma un suplemento de vitamina D de 2,000 UI diariamente y además consume alimentos enriquecidos con vitamina D, debe mantener un control y documentación de la ingesta total. Se debe tener especial cuidado con la suplementación a largo plazo. Estudios muestran que dosis superiores a 800 UI diarias pueden estar asociadas con un mayor riesgo de hipercalcemia e hipercalciuria [s235]. Un consejo práctico para la suplementación: lleve un registro de la ingesta y anote también la ingesta de alimentos ricos o enriquecidos en vitamina D. Para diferentes grupos de edad, se aplican diferentes límites de seguridad. Los niños a partir de 9 años, adolescentes y adultos no deben consumir más de 2,500 UI (62.5 $\mu$g) diariamente [s236]. Para los niños más pequeños, los límites son aún más bajos, lo que es especialmente relevante al utilizar suplementos de vitamina D en familias. Curiosamente, los resultados de la investigación indican que los adultos con poca exposición al sol pueden necesitar dosis más altas para mantener un nivel óptimo de vitamina D (>75 nM o 30 ng/ml) [s233]. Esto resalta la importancia de una dosificación individualizada, considerando factores como la exposición a la luz solar, tipo de piel y estilo de vida. Un importante consejo práctico para la suplementación: elija la dosificación de acuerdo con su situación individual y controle regularmente sus niveles de vitamina D. Especialmente en las primeras semanas de suplementación, preste atención a posibles efectos secundarios y documente cualquier observación. El rango terapéutico de la vitamina D3 podría ser más estrecho de lo que se pensaba anteriormente [s235]. Por lo tanto, se recomienda un manejo cauteloso con los suplementos de alta dosis. Un enfoque práctico es el principio de "comenzar bajo, aumentar lentamente": inicie con una dosis más baja y aumente solo si es necesario y bajo control médico.

Para una suplementación segura, se recomienda resumidamente:
- Documente su ingesta total diaria de todas las fuentes
- Considere su situación individual (exposición al sol, enfermedades preexistentes)
- Controle regularmente sus niveles de vitamina D y calcio
- Elija suplementos de alta calidad de fabricantes de confianza
- Siempre consulte con su médico sobre cambios en la dosis

## 4. 2. 4. Tratamiento de una intoxicación por vitamina D

l tratamiento de una intoxicación por vitamina D requiere un enfoque rápido y sistemático, ya que las consecuencias pueden ser graves. La primera y más importante medida es detener inmediatamente la ingesta de vitamina D [s237]. Esto se aplica tanto a los suplementos como a los alimentos enriquecidos. Un aspecto central del tratamiento es la adecuada hidratación. Los pacientes deben beber grandes cantidades de agua para apoyar la función renal y promover la excreción de sustancias en exceso [s237]. En la práctica clínica, se ha demostrado que, especialmente ante los primeros signos de intoxicación, un aumento en la ingesta de líquidos de 2-3 litros diarios puede ser útil. El tratamiento médico se centra principalmente en la normalización de los niveles elevados de calcio y en medidas de soporte [s238]. En el hospital, se realizan inicialmente pruebas diagnósticas exhaustivas, que incluyen análisis de sangre y orina, así como estudios de imagen [s239]. Un protocolo de tratamiento típico podría ser el siguiente: 1. Administración intravenosa de líquidos para rehidratación 2. Monitoreo de los signos vitales 3. Control regular de los electrolitos 4. Administración de medicamentos para reducir el calcio, si es necesario En casos de toxicidad severa con hipercalcemia (calcio sérico >14 mg/dL), se utilizan medicamentos específicos [s238]. En casos especialmente graves, puede ser necesaria una hemodiálisis, especialmente si se amenaza con una insuficiencia renal o si la hyperkalzaemie no responde adecuadamente a la terapia médica [s238]. El tiempo de recuperación varía considerablemente entre individuos. Mientras que los casos leves a menudo se normalizan en unas pocas semanas, las intoxicaciones severas pueden requerir hasta 6 meses de tratamiento [s237]. Un consejo práctico para los afectados: mantenga un diario de síntomas durante la fase de recuperación y documente su ingesta diaria de líquidos.

Es especialmente importante prevenir las secuelas a largo plazo. El tratamiento debe continuar hasta que los valores sanguíneos vuelvan a estar dentro del rango normal, ya que de lo contrario existe el riesgo de daños permanentes. Las posibles complicaciones a largo plazo incluyen:
- Daños en los riñones y vasos sanguíneos
- Desmineralización ósea
- Problemas gastrointestinales crónicos
- Debilidad muscular persistente [s237]

Un aspecto interesante es que la toxicidad no solo puede surgir por una ingesta externa excesiva, sino también por factores endógenos como enfermedades granulomatosas o ciertos linfomas [s240]. Esto subraya la importancia de una exhaustiva evaluación diagnóstica.

Para familiares y primeros auxilios, es importante tener información relevante a mano en caso de emergencia:
- Edad y peso de la persona afectada
- Tipo y cantidad del suplemento de vitamina D ingerido
- Momento de la última ingesta
- Enfermedades preexistentes [s239]

El pronóstico es generalmente bueno con un tratamiento oportuno; sin embargo, las intervenciones retrasadas pueden llevar a daños irreversibles. Un consejo práctico para el período posterior al tratamiento agudo: controle regularmente su función renal y niveles de calcio, y evite inicialmente la exposición intensa al sol [s241]. Para el seguimiento, se recomienda un plan estructurado: 1. Controles de laboratorio regulares 2. Ajuste de la dieta 3. Aumento gradual de la actividad física 4. Supervisión médica cercana En caso de dudas sobre la suplementación adicional de vitamina D, se debe buscar consejo médico [s241]. La dosificación individual debe evaluarse con especial cuidado tras una intoxicación.

# Resumen - 4. 2. Sobredosis y toxicidad

- Una sobredosis de vitamina D puede manifestarse a través de hipercalcemia y psicosis.

- La concentración sérica mediana en el grupo de sobredosis fue de 185,5 ng/ml.

- De 15 niños con sobredosis de vitamina D, solo uno desarrolló una hipercalcemia manifiesta.

- En el 5% de los pacientes se detectaron niveles séricos en el rango tóxico.

- La ingesta de 40 UI de vitamina D3 aumenta la concentración sérica de 25(OH)D en aproximadamente 1 nM.

- Dosis superiores a 800 UI diarias pueden estar asociadas con un mayor riesgo de hipercalcemia.

- La Endocrine Society establece el límite superior en 10.000 UI diarias.

- Los niños a partir de 9 años no deben consumir más de 2.500 UI diarias.

- Intoxicaciones severas pueden requerir hasta 6 meses de tratamiento.

- La toxicidad también puede surgir por factores endógenos como enfermedades granulomatosas.

- Los valores hepáticos suelen permanecer dentro del rango normal en casos de sobredosis de vitamina D.

- Una insuficiencia renal aguda se manifiesta a través de niveles elevados de creatinina y urea.

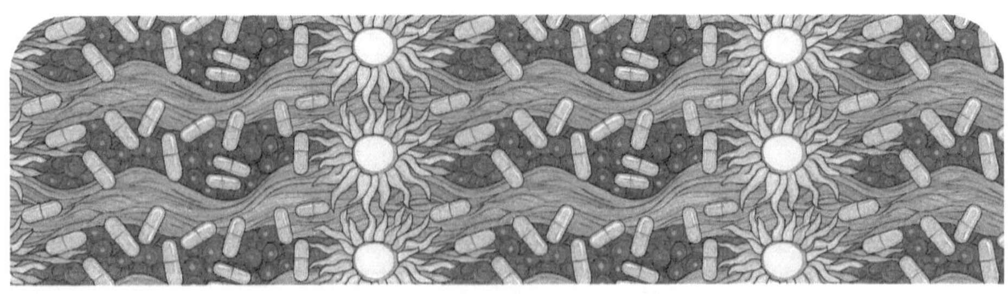

## 4. 3. Contraindicaciones y precauciones

a suplementación con vitamina D3 requiere atención especial y precauciones específicas en ciertas situaciones de salud. Pero, ¿qué enfermedades y medicamentos pueden influir en la absorción y el metabolismo de la vitamina D? ¿Cómo se puede minimizar el riesgo de sobredosis en presencia de enfermedades subyacentes? Si bien los efectos positivos de un suministro adecuado de vitamina D están bien documentados, ciertas condiciones preexistentes o medicamentos pueden alterar el delicado equilibrio del metabolismo de la vitamina D. Especialmente en casos de enfermedades renales, sarcoidosis, hiperparatiroidismo o el uso de anticonvulsivos, se requiere un enfoque diferenciado. Las siguientes consideraciones iluminan las principales contraindicaciones y precauciones necesarias en la suplementación con vitamina D3: un conocimiento esencial para una aplicación segura y efectiva.

*„En pacientes con enfermedades renales, el límite seguro superior para la ingesta diaria de vitamina D es de 10,000 UI.“*

# 4. 3. 1. Vitamina D en enfermedades renales

n pacientes con enfermedades renales, la suplementación de vitamina D requiere atención especial y un monitoreo cuidadoso, ya que los riñones desempeñan un papel central en el metabolismo de la vitamina D. El tratamiento debe ajustarse de manera individual para evitar tanto la deficiencia como la sobredosis [s242]. Es importante que los afectados sepan que la suplementación debe comenzar solo después de un exhaustivo análisis de laboratorio. En particular, se debe verificar el nivel de parathormon (PTH). Si este se encuentra por encima del rango objetivo, se debe medir el nivel de 25(OH)D [s243]. Un ejemplo práctico: en un paciente con enfermedad renal crónica con PTH elevado y un valor de 25(OH)D por debajo de 30 ng/mL, típicamente se iniciaría una suplementación de ergocalciferol. El límite superior seguro para la ingesta diaria de vitamina D en enfermedades renales es de 10,000 IU [s242]. Este límite no debe ser superado, ya que podría dar lugar a complicaciones graves. Los pacientes deben llevar un diario de ingesta y controlar regularmente sus valores de laboratorio.

Se debe tener especial cuidado, ya que una sobredosis de vitamina D puede provocar efectos tóxicos más rápidamente en personas con enfermedades renales que en personas sanas. Los síntomas de intoxicación pueden ser diversos e incluyen:
- Sed intensa y micción frecuente (poliuria)
- Pérdida de apetito y náuseas
- Estreñimiento
- Agotamiento
- Calambres musculares
- Dolores óseos [s242]

Para los médicos tratantes, es crucial monitorear de cerca los niveles de calcio y fosfato. La suplementación debe interrumpirse si el nivel de calcio corregido supera 10.2 mg/dL o si el nivel de fosfato supera 4.6 mg/dL [s243]. Un consejo práctico para los pacientes: pida a su médico que le anote los valores límite individuales y documente estos junto con sus resultados de laboratorio.

El uso de vitamina D activa y sus análogos en la enfermedad renal crónica requiere atención especial, ya que pueden provocar efectos no deseados como niveles elevados de calcio en sangre y enfermedad ósea adinámica [s244]. Por lo tanto, los pacientes deben estar atentos a las siguientes señales de advertencia y discutirlas de inmediato con su médico:
- Fatiga inusual
- Nuevos dolores óseos
- Problemas digestivos
- Cambios en la micción

En el peor de los casos, una intoxicación por vitamina D puede provocar disfunción renal, calcificaciones en los riñones (nephrocalcinosis) y síntomas neurológicos como alteraciones de la conciencia o incluso convulsiones [s242]. Por lo tanto, es esencial que los pacientes se adhieran a la dosis prescrita y se sometan a controles regulares. La evidencia sobre la suplementación de vitamina D en la enfermedad renal crónica muestra resultados variados [s244]. Mientras que ciertas formas de vitamina D pueden reducir de manera confiable el nivel de paratohormona, el aumento del nivel de fgf23 (Factor de Crecimiento de Fibroblastos 23) debe ser monitoreado cuidadosamente. Por lo tanto, los pacientes deben estar en estrecha coordinación con su nefrólogo y revisar regularmente el esquema de tratamiento. Un enfoque práctico para el monitoreo del tratamiento es llevar un diario de salud, en el que se documente no solo la ingesta de vitamina D, sino también posibles síntomas y el estado general. Esto ayuda al médico tratante a ajustar la terapia de manera óptima y a detectar posibles efectos secundarios de manera temprana.

## 4. 3. 2. Precaución en sarcoidosis y granulomatosis

n sarcoidosis y otras enfermedades granulomatosas, se debe tener especial cuidado con la suplementación de vitamina D, ya que estas enfermedades pueden influir significativamente en el metabolismo de la vitamina D. La razón radica en la situación metabólica particular: los granulomas que se forman en estas enfermedades producen en mayor medida la enzima 1α-hidroxilasa [s245]. Esto conduce a una mayor conversión de la vitamina D en su forma activa, lo que a su vez aumenta el riesgo de hyperkalzaemie (niveles elevados de calcio en sangre). Por lo tanto, es esencial que los afectados se sometan a un exhaustivo examen de referencia de los niveles de calcio antes de comenzar la suplementación de vitamina D [s246]. Este examen inicial sirve como un punto de partida importante para el posterior monitoreo del metabolismo del calcio. Un ejemplo práctico: un paciente con sarcoidosis recién diagnosticada debe determinar primero sus niveles de calcio y vitamina D antes de comenzar con la suplementación. Estos valores deben documentarse en un diario de salud personal. Curiosamente, los resultados de la investigación muestran una relación compleja entre los niveles de vitamina D y la actividad de la enfermedad en la sarcoidosis. Un nivel bajo de vitamina D (hipovitaminosis D) parece estar asociado con una mayor actividad de la enfermedad [s245]. Esto presenta un desafío particular para médicos y pacientes: por un lado, la suplementación de vitamina D podría ser potencialmente beneficiosa, por otro lado, existe el riesgo de hipercalcemia. Para la implementación práctica, se recomienda el siguiente enfoque: 1. Control regular de los niveles de calcio, idealmente cada 3-4 semanas al inicio de la suplementación.

2. Llevar un diario detallado de síntomas con especial atención a:

- Náuseas

- Pérdida de apetito

- Fatiga aumentada

- Dolores musculares o articulares
- Aumento de la sed

Un estudio con 104 pacientes con sarcoidosis mostró que aproximadamente el 5% de los pacientes desarrollaron hipercalcemia bajo suplementación de calcio y vitamina D [s245]. Sin embargo, es importante reconocer que la suplementación no fue la causa primaria de la hipercalcemia. Esto subraya la necesidad de considerar cada caso de manera individual. Para la práctica, esto significa que los pacientes con sarcoidosis u otras enfermedades granulomatosas deben coordinar su suplementación de vitamina D de manera especialmente cercana con su médico tratante. Un enfoque sensato es la introducción gradual de la suplementación con controles regulares de los valores de laboratorio relevantes.

Los afectados también deben aprender a estar atentos a las señales de advertencia tempranas de hipercalcemia. Estas pueden ser sutiles y a menudo se pasan por alto. Un consejo práctico es utilizar una lista de verificación de síntomas que se revise diariamente. También se deben documentar y discutir con el médico los cambios aparentemente inofensivos como:
- Ligera dificultad de concentración
- Aumento de la micción
- Cambios en la digestión
- Fatiga inusual

La dosificación de la suplementación de vitamina D en estas enfermedades generalmente debe ser más baja que en personas sanas. Un monitoreo cercano y, si es necesario, un ajuste de la dosis es esencial para una suplementación segura.

## Granulomatosis

Un grupo de enfermedades en las que se forman pequeños focos de inflamación (granulomas) en varios tejidos del cuerpo, a menudo como respuesta a una infección u otros estímulos.

## Hipovitaminosis

Un estado de deficiencia de vitamina que se encuentra por debajo del valor mínimo recomendado y puede causar varios problemas de salud.

## Sarcoidosis

Una enfermedad sistémica inflamatoria en la que se forman pequeños nódulos (granulomas) en varios órganos, más comúnmente en los pulmones y los ganglios linfáticos.

## 4. 3. 3. Precaución especial en hiperparatiroidismo

n el caso de hyperparathyreoidismus primario (pHPT), se debe tener la máxima precaución al suplementar con vitamina D3, ya que esta enfermedad ya conduce a un metabolismo del calcio alterado [s247]. La producción excesiva de paratohormona por las glándulas paratiroides puede, en combinación con la vitamina D3, llevar a un aumento peligroso de la hyperkalzaemie. Para los afectados, un programa de monitoreo estructurado es esencial. El tratamiento debe realizarse exclusivamente bajo supervisión médica [s248]. Un ejemplo concreto del plan de monitoreo: en la primera semana después del inicio de la terapia, se realiza el primer control de los parámetros bioquímicos, y se llevan a cabo controles adicionales en las semanas 4, 8 y 12. En particular, se revisan los niveles de calcio y la función renal.

Los pacientes deben llevar un diario de salud detallado, en el que documenten diariamente los siguientes aspectos:
- Bienestar general
- Aparición de fatiga o debilidad
- Problemas digestivos
- Cambios en la micción
- Dolores musculares o articulares

La situación es especialmente crítica en pacientes con <u>hipercalciuria</u> o <u>urolitiasis</u> (cálculos renales). Aquí, el médico tratante debe realizar una cuidadosa evaluación de riesgo-beneficio [s247]. Un consejo práctico para los afectados: además del diario de salud, lleve un registro de la ingesta de líquidos y asegúrese de una ingesta adecuada de al menos 2,5 litros diarios. En caso de sospecha de un pHPT enmascarado, lo que significa que los cambios típicos en los valores de laboratorio están cubiertos por una deficiencia simultánea de vitamina D, se requiere atención especial [s248]. En tales casos, una suplementación con vitamina D3 que inicialmente parece no tener problemas puede llevar a una repentina desmascaramiento del pHPT. Por lo tanto, los pacientes deben ser capacitados para notar y documentar incluso cambios sutiles. Una exclusión importante: los pacientes con insuficiencia renal avanzada (Tasa de Filtración Glomerular estimada por debajo de 30 ml/min/1,73 m$^2$) requieren un protocolo de tratamiento especialmente adaptado [s248]. Para este grupo de pacientes, se aplican directrices especiales que deben coordinarse con un <u>nefrólogo</u>. Para la implementación práctica, se recomienda el siguiente enfoque: 1. Elabore un plan de monitoreo individual junto con su médico. 2. Mantenga un diario de valores de laboratorio. 3. Documente todas las ingestas de medicamentos. 4. Anote anomalías o molestias. 5. Programe citas de control regulares.

Ante los primeros signos de deterioro, como:
- Sed aumentada
- Micción más frecuente
- Trastornos digestivos
- Dificultades de concentración

se debe contactar de inmediato al médico tratante. El monitoreo de la terapia no solo debe considerar los valores de laboratorio, sino también el bienestar subjetivo del paciente. Un enfoque de tratamiento holístico que también incluya factores de estilo de vida como la alimentación y el ejercicio ha demostrado ser eficaz en la práctica.

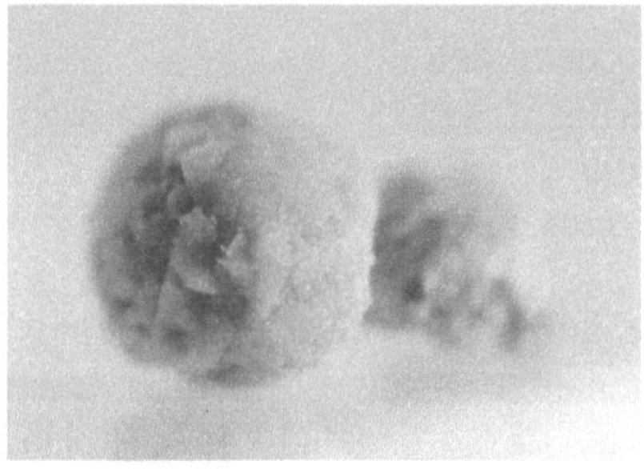

*Urolitiasis* [i13]

**Hipercalciuria**

Una excreción elevada de calcio a través de la orina, que aumenta significativamente el riesgo de cálculos renales y puede afectar la función renal.

**Nefrólogo**

Un médico especialista en enfermedades renales, que se especializa en el diagnóstico y tratamiento de enfermedades del sistema urinario.

**Urolitiasis**

La denominación médica para la formación de cálculos en el sistema urinario, que puede causar dolor intenso y daño renal.

## 4. 3. 4. Ajuste en la toma de anticonvulsivos

l tomar <u>anticonvulsivos</u> (antiepilépticos), es necesario prestar especial atención al estado del vitamina D, ya que estos medicamentos pueden influir significativamente en el metabolismo de la vitamina D [s249]. Este efecto se manifiesta de manera más evidente con el uso de <u>carbamazepina</u>, que se ha demostrado que reduce los niveles de 25-hidroxivitamina D (25OHD) [s249]. El mecanismo subyacente se basa en la activación de la enzima CYP3A4 en el hígado por ciertos antiepilépticos. Esta enzima acelera la degradación de la vitamina D a <u>metabolitos</u> inactivos [s250]. Como resultado de este aumento en el metabolismo, los niveles de vitamina D en el cuerpo pueden disminuir significativamente, lo que a largo plazo puede tener efectos negativos en la salud ósea [s250]. Para los pacientes que toman anticonvulsivos de forma continua, esto tiene importantes consecuencias prácticas:

1. Monitoreo regular de los niveles de vitamina D:
- Al inicio del tratamiento, se debe realizar una medición de referencia
- Controles trimestrales en el primer año
- Posteriormente, revisiones semestrales con valores estables

2. Ajuste de la suplementación de vitamina D:
- Pueden ser necesarias dosis más altas
- Ajuste individual basado en mediciones regulares
- Documentación de la ingesta y los valores medidos en un diario de tratamiento

Un ejemplo práctico ilustra la necesidad de un monitoreo cercano: un paciente que ha estado tomando carbamazepina durante dos años debería verificar sus niveles de vitamina D cada 6 meses. Si se detecta una deficiencia de vitamina D, puede ser necesaria una dosis de suplementación más alta, que debe ser cuidadosamente <u>ajustada</u>.

Es especialmente importante prestar atención a posibles señales de advertencia que pueden indicar una deficiencia de vitamina D:
- Aumento de la fatiga
- Dolores o debilidad muscular
- Mayor susceptibilidad a infecciones
- Cambios de humor

Para la implementación práctica, se recomienda el siguiente enfoque: 1. Llevar un registro de la ingesta de anticonvulsivos y vitamina D 2. Documentar los síntomas que aparezcan 3. Cumplir con las citas de control regulares 4. Discutir cualquier anomalía con el médico tratante de manera oportuna La investigación muestra que los usuarios a largo plazo de antiepilépticos, en comparación con grupos de control, no solo tienen niveles más bajos de vitamina D, sino también una menor densidad ósea [s250]. Esto subraya la importancia de un monitoreo proactivo y la suplementación. Para los médicos tratantes, es importante saber que el uso de medicamentos que inducen CYP3A4 debe considerarse como un posible factor de riesgo para una deficiencia de vitamina D [s251]. Sin embargo, la evidencia actual también indica que la influencia de los anticonvulsivos sobre el estado de vitamina D en ciertos grupos de pacientes aún no se ha investigado adecuadamente [s251]. Esto hace que la consideración y ajuste individual del tratamiento sean aún más importantes.

Otro consejo práctico para los afectados es la creación de un plan personal de gestión de vitamina D en colaboración con el médico tratante. Este debe incluir los siguientes aspectos:
- Dosis de suplementación ajustada individualmente
- Cronograma para exámenes de control
- Lista de síntomas relevantes para la autoobservación
- Contactos de emergencia para problemas agudos

La revisión y ajuste regular de este plan es esencial para una terapia exitosa a largo plazo.

Glosario

## Titulación

Ajuste gradual de la dosis de un medicamento para lograr el efecto óptimo con efectos secundarios mínimos.

## Anticonvulsivos

Medicamentos para el tratamiento de convulsiones epilépticas que regulan la actividad eléctrica en el cerebro. También conocidos como antiepilépticos.

## Carbamazepina

Un anticonvulsivo comúnmente recetado que también se utiliza para el dolor nervioso y trastornos bipolares.

## Metabolito

Intermediarios y productos finales que se generan durante la transformación de sustancias en el cuerpo.

# Resumen - 4. 3. Contraindicaciones y precauciones

- En enfermedades renales, el límite superior seguro para la ingesta diaria de vitamina D es de 10,000 UI. La suplementación debe interrumpirse si el nivel de calcio corregido supera 10.2 mg/dL o si el nivel de fosfato supera 4.6 mg/dL. En la sarcoidosis, los granulomas producen en mayor medida la enzima 1α-hidroxilasa, lo que lleva a una conversión aumentada de la vitamina D en su forma activa. Un estudio con 104 pacientes con sarcoidosis mostró que aproximadamente el 5% desarrolló hipercalcemia bajo suplementación de calcio y vitamina D. En el hiperparatiroidismo primario, la suplementación con vitamina D3 puede llevar a un aumento peligroso de la hipercalcemia. Un hiperparatiroidismo oculto puede ser enmascarado por una deficiencia simultánea de vitamina D. La carbamazepina reduce los niveles de 25-hidroxivitamina D al activar la enzima CYP3A4. Los usuarios a largo plazo de antiepilépticos presentan, en comparación con grupos de control, no solo niveles más bajos de vitamina D, sino también una menor densidad ósea.

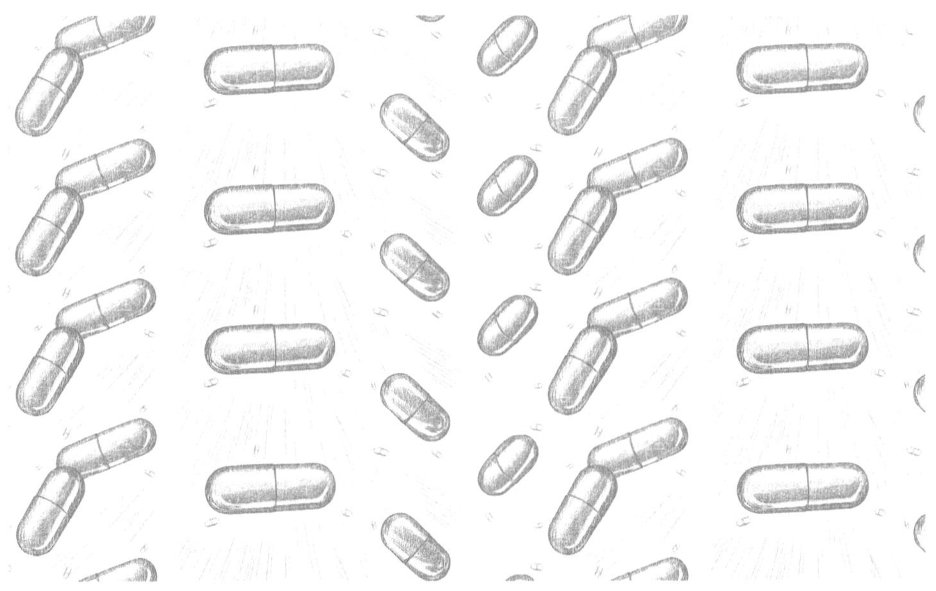

# Revisión - 4. Seguridad y monitoreo

- El nivel óptimo de vitamina D se sitúa entre 50-125 nmol/L, medido como 25-hidroxivitamina D.

- Una deficiencia severa por debajo de 30 nmol/L puede tener consecuencias dramáticas para la salud.

- El método LC-MS/MS se considera el estándar de oro para la determinación de vitamina D.

- La proteína de unión a la vitamina D es significativamente más baja en pacientes en cuidados intensivos y más alta en mujeres embarazadas.

- Los primeros signos de una sobredosis a menudo se desarrollan de manera insidiosa y son fácilmente pasados por alto.

- Una toxicidad por vitamina D puede debilitar los huesos y causar daños en órganos como el corazón y los riñones.

- En la sarcoidosis, los granulomas producen en mayor medida la enzima 1α-hidroxilasa.

- Aproximadamente el 5% de los pacientes con sarcoidosis desarrollan hipercalcemia bajo suplementación.

- En el hiperparatiroidismo primario, la vitamina D3 puede agravar peligrosamente la hipercalcemia.

- Los anticonvulsivos activan la enzima CYP3A4, que acelera la degradación de la vitamina D.

- Ya con 40 UI de vitamina D3 se incrementa la concentración sérica en aproximadamente 1 nM.

- El límite superior tolerable es de 2,500 UI diarias para niños a partir de 9 años y adultos.

- Los modelos de regresión multivariada pueden predecir factores de riesgo para la deficiencia de vitamina D.

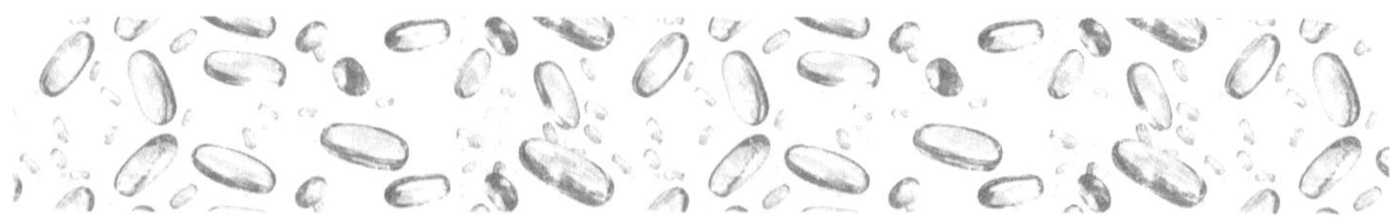

**Ofertas adicionales gratuitas planificadas**

Nos complace poder ofrecerle en el futuro materiales complementarios gratuitos para este libro:

- Un capítulo bonus exclusivo con contenido adicional
- Un resumen compacto de todo el libro en formato PDF

Se prevé que estos materiales se publiquen en enero de 2025.
Le invitamos a visitar nuestro sitio web hoy mismo. Cuando se lance nuestro servicio de boletín (previsto para enero de 2025), podrá registrarse para recibir actualizaciones y no perderse ninguna novedad sobre las ofertas adicionales gratuitas.

SaageBooks.com/es/suplementacion_de_vitamina_d3-bonus-GA7MS2

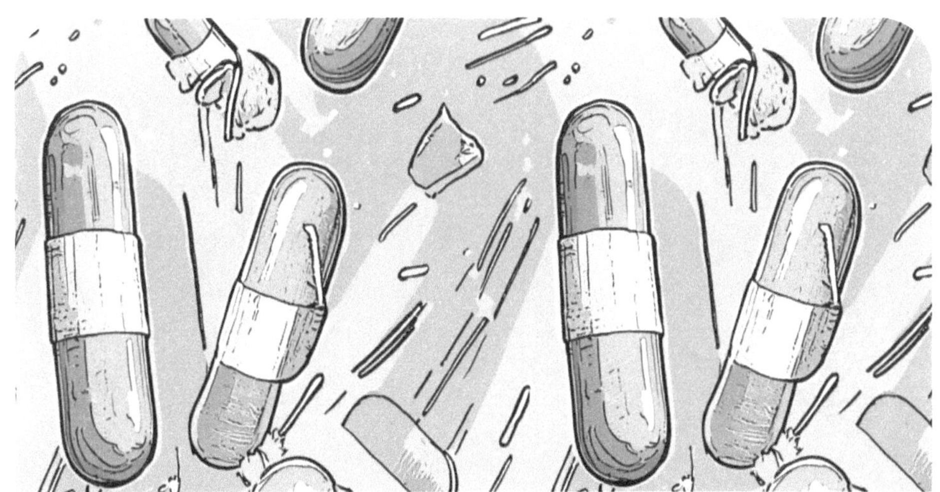

**Estimados lectores,**

Me siento profundamente honrado de que hayan dedicado tiempo a leer mi libro de principio a fin. Como autor, mi mayor deseo es proporcionarles ideas valiosas y orientación práctica. Su confianza en mi trabajo significa mucho para mí. Espero que la lectura haya sido enriquecedora para ustedes. Si tienen alguna pregunta o sugerencia, no duden en contactarme a través de nuestro sitio web.

Si han disfrutado de este libro, agradecería enormemente una reseña honesta. Su opinión es importante para mí y ayuda a otros lectores a tomar su decisión. Pueden dejar fácilmente su valoración honesta en la plataforma de venta donde compraron el libro.
¡Gracias por su apoyo!

**Artemis Saage**

Saage Media GmbH

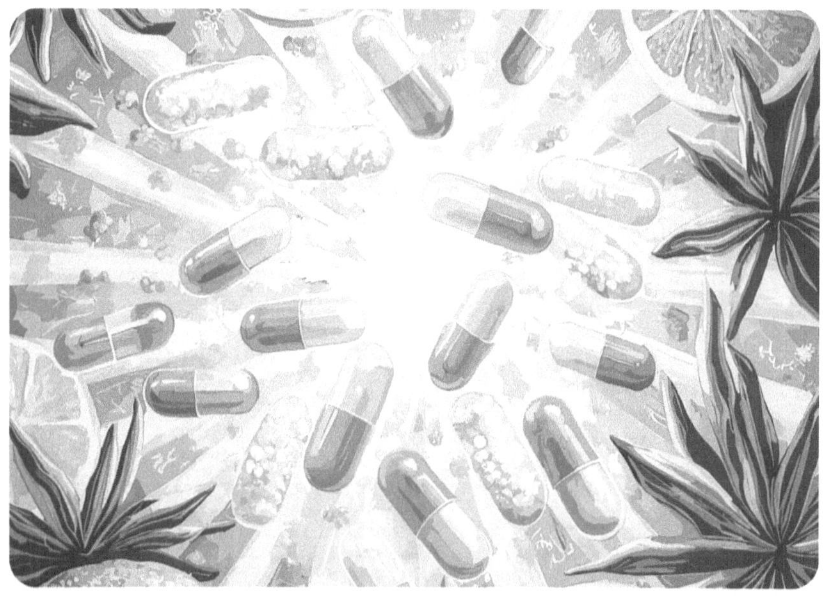

**SaageBooks.com/es**

¡Descubre más! Nuestro sitio web editorial te ofrece una variada selección de libros adicionales y publicaciones emocionantes. Además de contenido gratuito y materiales exclusivos de bonificación, encontrarás información detallada sobre nuestras obras. Explora nuestra extensa oferta digital y déjate inspirar por experiencias adicionales de lectura. Como servicio especial, ofrecemos contenido tanto gratuito como de pago para complementar perfectamente tu experiencia de lectura.

SaageBooks.com/es

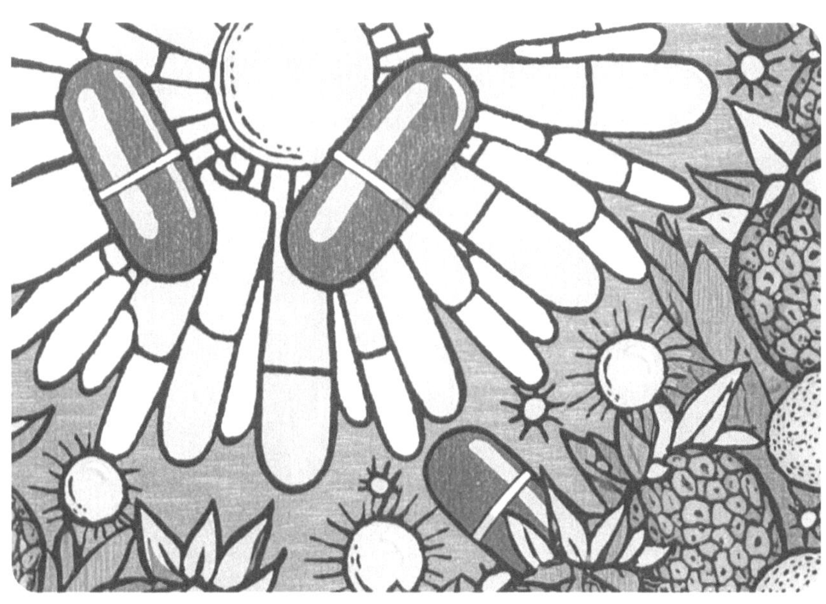

# Fuentes

**Mi sincero agradecimiento a todos los autores de las fuentes científicas y no científicas citadas, a los operadores de los sitios web referenciados y a los creadores de las imágenes, gráficos y estudios utilizados, cuyo valioso trabajo ha contribuido significativamente a la creación de este libro.**

Para más información, le recomiendo visitar los sitios web de las fuentes enlazadas.

Todas las fuentes fueron consultadas por última vez el: 2024-12-20


[s1] - https://pubmed.ncbi.nlm.nih.gov/2825606/

| | | | |
|---|---|---|---|
| **Autor:** | M F Holick, E Smith, S Pincus | **Título:** | Skin as the site of vitamin D synthesis and target tissue for 1,25-dihydroxyvitamin D3. Use of calcitriol (1,25-dihydroxyvitamin D3) for treatment of psoriasis |
| **por:** | US Department of AgricultureHuman Nutrition Research Center, Tufts University | **Fecha lanzamiento:** | de1987-12 |
| **Sitio web:** | PubMed | **Editorial:** | Archives of Dermatology |

[s2] - https://ec.europa.eu/health/scientific_committees/scheer/docs/sunbeds_co99a_en.pdf

| | | | |
|---|---|---|---|
| **Autor:** | Michael F Holick, Tai C Chen, Zhiren Lu, Edward Sauter | **Título:** | Vitamin D and Skin Physiology: A D-Lightful Story |
| **Fecha lanzamiento:** | de2007 | **Sitio web:** | European Commission |
| **Editorial:** | American Society for Bone and Mineral Research | | |

[s3] - https://pubmed.ncbi.nlm.nih.gov/2839537/

| | | | |
|---|---|---|---|
| **Autor:** | A R Webb, L Kline, M F Holick | **Título:** | Influence of season and latitude on the cutaneous synthesis of vitamin D3: exposure to winter sunlight in Boston and Edmonton will not promote vitamin D3 synthesis in human skin |
| **por:** | Boston University Medical School | **Fecha lanzamiento:** | de1988-08 |
| **Sitio web:** | PubMed | **Editorial:** | J Clin Endocrinol Metab |

[s4] - https://lpi.oregonstate.edu/mic/health-disease/skin-health/vitamin-D

| | | | |
|---|---|---|---|
| **Título:** | Vitamin D and Skin Health | **por:** | Oregon State University |
| **Sitio web:** | Linus Pauling Institute Micronutrient Information Center | | |

[s5] - https://www.nature.com/articles/s41598-024-54188-5

| | | | |
|---|---|---|---|
| **Autor:** | Mehmet Ali Kallioglu, Ashutosh Sharma, Aysan Kallioglu, Sunil Kumar, Rohit Khargotra, Tej Singh | **Título:** | UV index-based model for predicting synthesis of (pre-)vitamin D3 in the mediterranean basin |
| **por:** | Nature Publishing Group | **Fecha lanzamiento:** | de2024-02-12 |
| **Sitio web:** | nature.com | **Editorial:** | Scientific Reports |

[s6] - https://www.skincancer.org/blog/sun-protection-and-vitamin-d/

| | | | |
|---|---|---|---|
| **Autor:** | ANNE MARIE MCNEILL, MD, PHD and ERIN WESNER | **Título:** | Sun Protection and Vitamin D |
| **por:** | Skin Cancer Foundation | **Fecha lanzamiento:** | deMarch 14, 2019 |
| **Sitio web:** | Skin Cancer Foundation | | |

[s7] - https://www.yalemedicine.org/news/vitamin-d-myths-debunked

| | | | |
|---|---|---|---|
| **Autor:** | Colleen Moriarty | **Título:** | Vitamin D Myths D-bunked |
| **por:** | Yale Medicine | **Fecha lanzamiento:** | deMarch 15, 2018 |
| **Sitio web:** | Yale Medicine | | |

[s8] - https://www.nature.com/articles/s12276-018-0038-9

| | | | |
|---|---|---|---|
| **Autor:** | Sang-Min Jeon, Eun-Ae Shin | **Título:** | Exploring vitamin D metabolism and function in cancer |
| **por:** | Nature Publishing Group | **Fecha lanzamiento:** | de2018-04-16 |
| **Sitio web:** | nature.com | **Editorial:** | Nature Publishing Group |

[s9] - https://biotechnologyforbiofuels.biomedcentral.com/articles/10.1186/s13068-022-02209-8

| | | | |
|---|---|---|---|
| **Autor:** | Zheyi Wang, Yan Zeng, Hongmin Jia, Niping Yang, Mengshuang Liu, Mingyue Jiang, Yanning Zheng | **Título:** | Bioconversion of vitamin D3 to bioactive calcifediol and calcitriol as high-value compounds |
| **Fecha lanzamiento:** | de13 October 2022 | **Sitio web:** | Biotechnology for Biofuels and Bioproducts |
| **Editorial:** | BMC | | |

[s10] - https://www.ncbi.nlm.nih.gov/books/NBK278935/
**Autor:** Daniel D. Bikle, MD, PhD
**Título:** Vitamin D: Production, Metabolism and Mechanisms of Action
**por:** National Library of Medicine, National Institutes of Health
**Fecha lanzamiento:** de December 31, 2021
**Sitio web:** NCBI Bookshelf
**Editorial:** MDText.com, Inc.

[s11] - https://pubmed.ncbi.nlm.nih.gov/7584527/
**Autor:** M F Holick
**Título:** Defects in the synthesis and metabolism of vitamin D
**por:** Boston University Medical Center
**Fecha lanzamiento:** de 1995
**Sitio web:** PubMed
**Editorial:** Exp Clin Endocrinol Diabetes

[s12] - https://clinicalepigeneticsjournal.biomedcentral.com/articles/10.1007/s13148-011-0021-y
**Autor:** Heidrun Karlic, Franz Varga
**Título:** Impact of vitamin D metabolism on clinical epigenetics
**Fecha lanzamiento:** de 08 February 2011
**Sitio web:** Clinical Epigenetics
**Editorial:** BMC

[s13] - https://www.ncbi.nlm.nih.gov/books/NBK441912/
**Autor:** Krati Chauhan; Mahsa Shahrokhi; Martin R. Huecker
**Título:** Vitamin D
**por:** StatPearls Publishing
**Fecha lanzamiento:** de 2024 Jan-
**Sitio web:** NCBI Bookshelf
**Editorial:** National Library of Medicine, National Institutes of Health

[s14] - https://www.nature.com/articles/boncres201641
**Autor:** Vaishali Veldurthy, Ran Wei, Leyla Oz, Puneet Dhawan, Yong Heui Jeon, Sylvia Christakos
**Título:** Vitamin D, calcium homeostasis and aging
**por:** Nature Publishing Group
**Fecha lanzamiento:** de 2016-10-18
**Sitio web:** Nature
**Editorial:** Nature Publishing Group

[s15] - https://www.ncbi.nlm.nih.gov/books/NBK482510/
**Autor:** John J. Lofrese; Hajira Basit; Sarah L. Lappin
**Título:** Physiology, Parathyroid
**por:** StatPearls Publishing
**Fecha lanzamiento:** de 2024 Jan-
**Sitio web:** NCBI Bookshelf
**Editorial:** National Library of Medicine, National Institutes of Health

[s16] - https://pubmed.ncbi.nlm.nih.gov/26678915/
**Autor:** I Szymczak, R Pawliczak
**Título:** The Active Metabolite of Vitamin D3 as a Potential Immunomodulator
**Fecha lanzamiento:** de 2016-02
**Sitio web:** PubMed
**Editorial:** The Foundation for the Scandinavian Journal of Immunology

[s17] - https://pubmed.ncbi.nlm.nih.gov/26678915/
**Autor:** I Szymczak, R Pawliczak
**Título:** The Active Metabolite of Vitamin D3 as a Potential Immunomodulator
**por:** Medical University of Lodz
**Fecha lanzamiento:** de 2016-02
**Sitio web:** PubMed
**Editorial:** The Foundation for the Scandinavian Journal of Immunology

[s18] - https://www.nature.com/articles/pr2009130
**Autor:** Valencia P Walker, Robert L Modlin
**Título:** The Vitamin D Connection to Pediatric Infections and Immune Function
**por:** Nature Publishing Group
**Fecha lanzamiento:** de May 2009
**Sitio web:** nature.com
**Editorial:** Pediatric Research

[s19] - https://www.thieme-connect.com/products/ejournals/pdf/10.1055/s-0041-1730084.pdf
**Autor:** Ahmed Yaqinuddin, Ayesha Rahman Ambia, Raghad A. Alaujan
**Título:** Immunomodulatory Effects of Vitamin D and Vitamin C to Improve Immunity in COVID-19 Patients
**por:** Alfaisal University
**Fecha lanzamiento:** de 2021-05-12
**Sitio web:** Thieme
**Editorial:** Thieme Medical and Scientific Publishers Pvt. Ltd.

[s20] - https://www.explorationpub.com/uploads/Article/A10039/10039.pdf
**Autor:** Saptadip Samanta
**Título:** Vitamin D and immunomodulation in the skin: a useful affirmative nexus
**por:** Midnapore College
**Fecha lanzamiento:** de June 30, 2021
**Sitio web:** Exploration of Immunology

[s21] - https://bsd.biomedcentral.com/articles/10.1186/s13293-021-00358-3
**Autor:** Maria Luisa Dupuis, Maria Teresa Pagano, Marina Pierdominici, Elena Ortona
**Título:** The role of vitamin D in autoimmune diseases: could sex make the difference?
**por:** BMC (Biomed Central)
**Fecha lanzamiento:** de 12 January 2021
**Sitio web:** Biology of Sex Differences
**Editorial:** BMC

[s22] - https://academic.oup.com/braincomms/article-pdf/4/4/fcac171/45028143/fcac171.pdf
**Autor:** Manon Galoppin, Saniya Kari, Sasha Soldati, Arindam Pal, Manon Rival, Britta Engelhardt, Anne Astier, Eric Thouvenot
**Título:** Full spectrum of vitamin D immunomodulation in multiple sclerosis: mechanisms and therapeutic implications
**por:** Oxford University Press
**Fecha lanzamiento:** de June 30, 2022
**Sitio web:** Oxford Academic
**Editorial:** Oxford University Press

[s23] - https://www.nature.com/articles/s41598-024-51779-0
**Autor:** Wei Z. Yeh, Rodney Lea, Jim Stankovich, Sandeep Sampangi, Louise Laverick, Anneke Van der Walt, Vilija Jokubaitis, Melissa Gresle, Helmut Butzkueven
**Título:** Transcriptomics identifies blunted immomodulatory effects of vitamin D in people with multiple sclerosis
**por:** Nature Publishing Group
**Fecha lanzamiento:** de 16 January 2024
**Sitio web:** Nature
**Editorial:** Scientific Reports

[s24] - https://blog.bridgeathletic.com/vitamin-d-a-key-player-in-bone-health-sports-performance-recovery
Autor: Dr. Emily Kraus
Título: Vitamin D: A Key Player in Bone Health, Sports Performance, Recovery
por: Bridge Athletic
Fecha de lanzamiento: February 13, 2017
Sitio web: Bridge Athletic

[s25] - http://www.gssiweb.org/sports-science-exchange/article/sse-148-the-importance-of-vitamin-d-for-athletes
Autor: Enette Larson-Meyer
Título: The Importance of Vitamin D for Athletes
por: GSSI
Fecha de lanzamiento: July 2015
Sitio web: Sports Science Exchange

[s26] - https://www.ncbi.nlm.nih.gov/pmc/articles/PMC4427016/
Autor: Matthieu Halfon, Olivier Phan, Daniel Teta
Título: Vitamin D: A Review on Its Effects on Muscle Strength, the Risk of Fall, and Frailty
por: Centre Hospitalier Universitaire Vaudois (CHUV)
Fecha de lanzamiento: 2015 Apr 27
Sitio web: NCBI
Editorial: Hindawi Publishing Corporation

[s27] - https://www.garvan.org.au/news-resources/news/vitamin-d-deficiency-may-impair-muscle-function
Autor: Dr Andrew Philp
Título: Vitamin D deficiency may impair muscle f unction
por: Garvan Institute of Medical Research
Fecha de lanzamiento: 2021-04-21
Sitio web: Garvan Institute of Medical Research

[s28] - https://jissn.biomedcentral.com/articles/10.1186/s12970-015-0093-8
Autor: Dylan T. Dahlquist, Brad P. Dieter, Michael S. Koehle
Título: Plausible ergogenic effects of vitamin D on athletic performance and recovery
Fecha de lanzamiento: 19 August 2015
Sitio web: Journal of the International Society of Sports Nutrition
Editorial: BMC

[s29] - https://pubmed.ncbi.nlm.nih.gov/24256495/
Autor: Christian M Girgis, Roderick J Clifton-Bligh, Nigel Turner, Sue Lynn Lau, Jenny E Gunton
Título: Effects of vitamin D in skeletal muscle: falls, strength, athletic performance and insulin sensitivity
por: Garvan Institute of Medical Research
Fecha de lanzamiento: 2014-02
Sitio web: PubMed
Editorial: John Wiley Sons Ltd

[s30] - https://pubmed.ncbi.nlm.nih.gov/26535872/
Autor: Matthew A Wyon, Roger Wolman, Alan M Nevill, Ross Cloak, George S Metsios, Dougl as Gould, Andrew Ingham, Yiannis Koutedakis
Título: Acute Effects of Vitamin D3 Supplementation on Muscle Strength in Judoka Athletes: A Randomized Placebo-Controlled, Double-Blind Trial
Fecha de lanzamiento: 2016-07
Sitio web: PubMed
Editorial: Clin J Sport Med

[s31] - https://jneuroengrehab.biomedcentral.com/articles/10.1186/1743-0003-7-50
Autor: Cedric Annweiler, Manuel Montero-Odasso, Anne M Schott, Gilles Berrut, Bruno Fantino, Olivier Beauchet
Título: Fall prevention and vitamin D in the elderly: an overview of the key role of the non-bone effects
Fecha de lanzamiento: 11 October 2010
Sitio web: Journal of NeuroEngineering and Rehabilitation
Editorial: BMC

[s32] - https://pubmed.ncbi.nlm.nih.gov/28516265/
Autor: Michael F Holick
Título: The vitamin D deficiency pandemic: Appro aches for diagnosis, treatment and prevention
por: Boston University Medical Center
Fecha de lanzamiento: 2017-06
Sitio web: PubMed
Editorial: Springer

[s33] - https://www.nature.com/articles/s41430-020-0558-y
Autor: Karin Amrein, Mario Scherkl, Magdalena H offmann, Stefan Neuwersch-Sommeregger, M arkus Kstenberger, Adelina Tmava Berisha, Gennaro Martucci, Stefan Pilz, Oliver Malle
Título: Vitamin D deficiency 2.0: an update on the current status worldwide
por: Nature Publishing Group
Fecha de lanzamiento: 20 January 2020
Sitio web: Nature
Editorial: European Journal of Clinical Nutrition

[s34] - https://www.yalemedicine.org/conditions/vitamin-d-deficiency
Título: Vitamin D Deficiency
por: Yale Medicine
Sitio web: Yale Medicine

[s35] - https://lpi.oregonstate.edu/mic/vitamins/vitamin-D
Título: Vitamin D
por: Oregon State University
Sitio web: Linus Pauling Institute

[s36] - https://bmcgeriatr.biomedcentral.com/articles/10.1186/s12877-016-0405-0
Autor: Isolde Sommer, Ursula Griebler, Christina Kien, Stefanie Auer, Irma Klerings, Renate Hammer, Peter Holzer, Gerald Gartlehner
Título: Vitamin D deficiency as a risk factor for dementia: a systematic review and meta-analysis
por: BMC
Fecha de lanzamiento: 2017-01-13
Sitio web: BMC Geriatrics
Editorial: BMC

[s37] - https://medlineplus.gov/vitaminddeficiency.html
Título: Vitamin D Deficiency
por: National Library of Medicine
Fecha de lanzamiento: April 22, 2024
Sitio web: MedlinePlus

[s38] - https://www.ncbi.nlm.nih.gov/books/NBK532266/
Autor: Omeed Sizar; Swapnil Khare; Amandeep Goy al; Amy Givler
Título: Vitamin D Deficiency
por: StatPearls Publishing
Fecha de lanzamiento: 2024 Jan-
Sitio web: NCBI Bookshelf
Editorial: StatPearls Publishing

[s39] - https://www.nature.com/articles/s41430-020-0558-y
Autor: Karin Amrein, Mario Scherkl, Magdalena H offmann, Stefan Neuwersch-Sommeregger, M arkus Kstenberger, Adelina Tmava Berisha, Gennaro Martucci, Stefan Pilz, Oliver Malle
Título: Vitamin D deficiency 2.0: an update on the current status worldwide
Fecha de lanzamiento: 20 January 2020
Sitio web: Nature
Editorial: European Journal of Clinical Nutrition

**[s40]** - https://pubmed.ncbi.nlm.nih.gov/31959942/
| | | | |
|---|---|---|---|
| **Autor:** | Karin Amrein, Mario Scherkl, Magdalena Hoffmann, Stefan Neuwersch-Sommeregger, Markus Kstenberger, Adelina Tmava Berisha, Gennaro Martucci, Stefan Pilz, Oliver Malle | **Título:** | Vitamin D deficiency 2.0: an update on the current status worldwide |
| **por:** | Medical University of Graz | **Fecha lanzamiento:** | de2020-01-20 |
| **Sitio web:** | PubMed | **Editorial:** | Eur J Clin Nutr |

**[s41]** - https://news.tulane.edu/pr/could-vitamin-deficiency-cause-double-jointedness-and-troubling-connective-tissue-disorder
| | | | |
|---|---|---|---|
| **Autor:** | Andrew J. Yawn | **Título:** | Could a Vitamin Deficiency Cause 'double-jointedness' and Troubling Connective-tissue Disorder? |
| **por:** | Tulane University | **Fecha lanzamiento:** | deApril 10, 2023 |
| **Sitio web:** | Tulane News | | |

**[s42]** - https://lpi.oregonstate.edu/mic/vitamins/vitamin-D
| | | | |
|---|---|---|---|
| **Título:** | Vitamin D | **por:** | Oregon State University |
| **Sitio web:** | Linus Pauling Institute | | |

**[s43]** - https://bmcnutr.biomedcentral.com/articles/10.1186/s40795-023-00767-0
| | | | |
|---|---|---|---|
| **Autor:** | Mahendra Kumar Trivedi, Alice Branton, Dahryn Trivedi, Sambhu Mondal, Snehasis Jana | **Título:** | Vitamin D3 supplementation improves spatial memory, muscle function, pain score, and modulates different functional physiological biomarkers in vitamin D3 deficiency diet (VDD)-induced rats model |
| **Fecha lanzamiento:** | de25 September 2023 | **Sitio web:** | BMC Nutrition |
| **Editorial:** | BMC | | |

**[s44]** - https://bsd.biomedcentral.com/articles/10.1186/s13293-021-00358-3
| | | | |
|---|---|---|---|
| **Autor:** | Maria Luisa Dupuis, Maria Teresa Pagano, Marina Pierdominici, Elena Ortona | **Título:** | The role of vitamin D in autoimmune diseases: could sex make the difference? |
| **por:** | BMC | **Fecha lanzamiento:** | de2021-01-12 |
| **Sitio web:** | Biology of Sex Differences | **Editorial:** | BMC |

**[s45]** - https://www.nature.com/articles/pr2009130
| | | | |
|---|---|---|---|
| **Autor:** | Valencia P Walker, Robert L Modlin | **Título:** | The Vitamin D Connection to Pediatric Infections and Immune Function |
| **Fecha lanzamiento:** | deMay 2009 | **Sitio web:** | nature.com |
| **Editorial:** | Pediatric Research | | |

**[s46]** - https://link.springer.com/article/10.1007/s00223-019-00577-2
| | | | |
|---|---|---|---|
| **Autor:** | Stephanie R. Harrison, Danyang Li, Louisa E. Jeffery, Karim Raza, Martin Hewison | **Título:** | Vitamin D, Autoimmune Disease and Rheumatoid Arthritis |
| **por:** | Springer | **Fecha lanzamiento:** | de08 July 2019 |
| **Sitio web:** | SpringerLink | **Editorial:** | Calcified Tissue International |

**[s47]** - https://jneuroinflammation.biomedcentral.com/articles/10.1186/1742-2094-9-201
| | | | |
|---|---|---|---|
| **Autor:** | Gehan A Mostafa, Laila Y AL-Ayadhi | **Título:** | Reduced serum concentrations of 25-hydroxy vitamin D in children with autism: Relation to autoimmunity |
| **Fecha lanzamiento:** | de17 August 2012 | **Sitio web:** | Journal of Neuroinflammation |
| **Editorial:** | BMC | | |

**[s48]** - https://pubmed.ncbi.nlm.nih.gov/30853311/
| | | | |
|---|---|---|---|
| **Autor:** | Erin Yamamoto, Trine N Joergensen | **Título:** | Immunological effects of vitamin D and their relations to autoimmunity |
| **por:** | Cleveland Clinic | **Fecha lanzamiento:** | de2019-03-08 |
| **Sitio web:** | PubMed | **Editorial:** | Elsevier Ltd |

**[s49]** - https://pubmed.ncbi.nlm.nih.gov/15585788/
| | | | |
|---|---|---|---|
| **Autor:** | Michael F Holick | **Título:** | Sunlight and vitamin D for bone health and prevention of autoimmune diseases, cancers, and cardiovascular disease |
| **por:** | Boston University Medical Center | **Fecha lanzamiento:** | de2004-12 |
| **Sitio web:** | PubMed | **Editorial:** | American Journal of Clinical Nutrition |

**[s50]** - https://www.ncbi.nlm.nih.gov/pmc/articles/PMC10379599/
| | | | |
|---|---|---|---|
| **Autor:** | Mansour Almuqbil, Moneer E Almadani, Salem Ahmad Albraiki, Ali Musharraf Alamri, Ahmed Alshehri, Adel Alghamdi, Sultan Alshehri, Syed Mohammed Basheeruddin Asdaq | **Título:** | Impact of Vitamin D Deficiency on Mental Health in University Students: A Cross-Sectional Study |
| **Fecha lanzamiento:** | de2023-07-23 | **Sitio web:** | NCBI |
| **Editorial:** | MDPI | | |

**[s51]** - https://psychiatry-psychopharmacology.com/en/vitamin-d-deficiency-in-depressive-anxiety-and-adjustment-disorder-13722
| | | | |
|---|---|---|---|
| **Autor:** | Efruz Pirdogan Aydin, Mihriban Dalkiran Varkal, Omur Gunday Toker, Omer Akil Ozer, Kayihan Oguz Karamustafalioglu | **Título:** | Vitamin D deficiency in depressive, anxiety and adjustment disorder |
| **por:** | Sisli Hamidiye Etfal Training and Research Hospital | **Fecha lanzamiento:** | de13 February 2021 |
| **Sitio web:** | Psychiatry and Clinical Psychopharmacology | | |

**[s52]** - https://link.springer.com/article/10.1007/s13668-022-00441-0
| | | | |
|---|---|---|---|
| **Autor:** | Serife Akpinar, Makbule Gezmen Karadag | **Título:** | Is Vitamin D Important in Anxiety or Depression? What Is the Truth? |
| **por:** | Springer | **Fecha lanzamiento:** | de2022-09-13 |
| **Sitio web:** | SpringerLink | **Editorial:** | Current Nutrition Reports |

**[s53]** - https://pubmed.ncbi.nlm.nih.gov/24226892/
| | | | |
|---|---|---|---|
| **Autor:** | Lucinda J Black, Peter Jacoby, Karina L Allen, Gina S Trapp, Prue H Hart, Susan M Byrne, Trevor A Mori, Lawrence J Beilin, Wendy H Oddy | **Título:** | Low vitamin D levels are associated with symptoms of depression in young adult males |
| **por:** | Telethon Institute for Child Health Research, Centre for Child Health Research, The University of Western Australia | **Fecha lanzamiento:** | de2014-05 |
| **Sitio web:** | PubMed | **Editorial:** | Aust N Z J Psychiatry |

[s54] - https://pubmed.ncbi.nlm.nih.gov/34835934/
**Autor:** Dominika Guzek, Aleksandra Kolota, Katar zyna Lachowicz, Dominika Skolmowska, Mal gorzata Stachon, Dominika Glabska
**por:** Warsaw University of Life Sciences (WULS-SGGW)
**Sitio web:** pubmed.ncbi.nlm.nih.gov
**Título:** Influence of Vitamin D Supplementation on Mental Health in Diabetic Patients: A Systematic Review
**Fecha lanzamiento:** de2021-10-20
**Editorial:** Nutrients

[s55] - https://www.nature.com/articles/s41533-021-00239-7
**Autor:** Mohammad J. Alkhatatbeh, Haneen S. Almom ani, Khalid K. Abdul-Razzak, Shaher Samrah
**por:** King Abdullah University Hospital
**Sitio web:** Nature
**Título:** Association of asthma with low serum vitamin D and its related musculoskeletal and psychol ogical symptoms in adults: a case-control study
**Fecha lanzamiento:** de2021-05-14
**Editorial:** npj Primary Care Respiratory Medicine

[s56] - https://lpi.oregonstate.edu/mic/health-disease/skin-health/vitamin-D
**Título:** Vitamin D and Skin Health
**por:** Oregon State University
**Sitio web:** Linus Pauling Institute Micronutrient In formation Center

[s57] - https://www.solius.com/benefits-of-sunlight
**Título:** The Health Benefits of Sunlight
**por:** Solius
**Sitio web:** Solius

[s58] - https://www.nature.com/articles/s41598-017-11362-2
**Autor:** T. A. Kalajian, A. Aldoukhi, A. J. Veronikis, K. Persons, M. F. Holick
**Título:** Ultraviolet B Light Emitting Diodes (LEDs) Are More Efficient and Effective in Producing Vitamin D3 in Human Skin Compared to Natu ral Sunlight
**Sitio web:** Nature
**Fecha lanzamiento:** de2017-09-13
**Editorial:** Scientific Reports

[s59] - https://www.nhs.uk/conditions/vitamins-and-minerals/vitamin-d/
**Título:** Vitamin D
**por:** NHS
**Fecha lanzamiento:** de03 August 2020
**Sitio web:** NHS

[s60] - https://ipo.rpi.edu/invention/uvb-artificial-sunlight-device-vitamin-d-production
**Autor:** Danuel Carr, Ukwatte Lokuliyanage Indika Upendra Perera, Rohan Nagare
**por:** Rensselaer Polytechnic Institute
**Sitio web:** Rensselaer Polytechnic Institute
**Título:** UVB, Artificial Sunlight Device for Vitamin-D Production
**Fecha lanzamiento:** de14 July, 2020

[s61] - https://www.skincancer.org/blog/sun-protection-and-vitamin-d/
**Autor:** ANNE MARIE MCNEILL, MD, PHD and ERIN WESNER
**por:** Skin Cancer Foundation
**Sitio web:** Skin Cancer Foundation
**Título:** Sun Protection and Vitamin D
**Fecha lanzamiento:** deMarch 14, 2019

[s62] - https://www.nhs.uk/conditions/vitamins-and-minerals/vitamin-d/
**Título:** Vitamin D
**por:** NHS
**Fecha lanzamiento:** de03 August 2020
**Sitio web:** NHS

[s63] - https://www.nhs.uk/pregnancy/keeping-well/vitamins-supplements-and-nutrition/
**Título:** Vitamins, supplements and nutrition in p regnancy
**por:** NHS
**Fecha lanzamiento:** de1 September 2023
**Sitio web:** NHS

[s64] - https://www.ncbi.nlm.nih.gov/books/NBK218749/
**Autor:** National Research Council (US) Committee on Diet and Health
**Fecha lanzamiento:** de1989
**Título:** Diet and Health: Implications for Reducing Chronic Disease Risk
**Sitio web:** NCBI
**Editorial:** National Academies Press (US)

[s65] - https://extension.colostate.edu/topic-areas/nutrition-food-safety-health/fat-soluble-vitamins-a-d-e-and-k-9-315/
**Autor:** J. Clifford, A. Kozil
**por:** Colorado State University Extension
**Sitio web:** Colorado State University Extension
**Título:** Fat-Soluble Vitamins: A, D, E, and K 9.315
**Fecha lanzamiento:** de917

[s66] - https://www.yalemedicine.org/news/vitamin-d-myths-debunked
**Autor:** Colleen Moriarty
**por:** Yale Medicine
**Sitio web:** Yale Medicine
**Título:** Vitamin D Myths D-bunked
**Fecha lanzamiento:** deMarch 15, 2018

[s67] - https://www.nature.com/articles/s41430-020-0558-y
**Autor:** Karin Amrein, Mario Scherkl, Magdalena H offmann, Stefan Neuwersch-Sommeregger, M arkus Kstenberger, Adelina Tmava Berisha, Gennaro Martucci, Stefan Pilz, Oliver Malle
**por:** Nature Publishing Group
**Sitio web:** Nature
**Título:** Vitamin D deficiency 2.0: an update on the current status worldwide
**Fecha lanzamiento:** de20 January 2020
**Editorial:** European Journal of Clinical Nutrition

[s68] - https://www.nhs.uk/conditions/vitamins-and-minerals/vitamin-d/
**Título:** Vitamin D
**por:** NHS
**Fecha lanzamiento:** de03 August 2020
**Sitio web:** NHS

[s69] - https://www.canada.ca/en/health-canada/services/nutrients/vitamin-d.html
**Título:** Vitamin D
**por:** Government of Canada
**Fecha lanzamiento:** de2022-05-02
**Sitio web:** Canada.ca
**Editorial:** Health Canada

[s70] - https://www.ncbi.nlm.nih.gov/books/NBK218749/
**Autor:** National Research Council (US) Committee on Diet and Health
**Fecha lanzamiento:** de1989
**Título:** Diet and Health: Implications for Reducing Chronic Disease Risk
**Sitio web:** NCBI
**Editorial:** National Academies Press (US)

[s71] - https://medlineplus.gov/ency/article/002399.htm
**Título:** Vitamins — **por:** National Library of Medicine
**Fecha lanzamiento:** de01192023 — **Sitio web:** MedlinePlus
**Editorial:** A.D.A.M., Inc.

[s72] - https://medlineplus.gov/lab-tests/vitamin-d-test/
**Título:** Vitamin D Test — **por:** National Library of Medicine
**Sitio web:** MedlinePlus

[s73] - https://extension.colostate.edu/topic-areas/nutrition-food-safety-health/fat-soluble-vitamins-a-d-e-and-k-9-315/
**Autor:** J. Clifford, A. Kozil — **Título:** Fat-Soluble Vitamins: A, D, E, and K 9.315
**por:** Colorado State University Extension — **Fecha lanzamiento:** de917
**Sitio web:** Colorado State University Extension

[s74] - https://www.yalemedicine.org/news/vitamin-d-myths-debunked
**Autor:** Colleen Moriarty — **Título:** Vitamin D Myths D-bunked
**por:** Yale Medicine — **Fecha lanzamiento:** deMarch 15, 2018
**Sitio web:** Yale Medicine

[s75] - https://www.skincancer.org/blog/sun-protection-and-vitamin-d/
**Autor:** ANNE MARIE MCNEILL, MD, PHD and ERIN WESNER — **Título:** Sun Protection and Vitamin D
**por:** The Skin Cancer Foundation — **Fecha lanzamiento:** deMarch 14, 2019
**Sitio web:** Skin Cancer Foundation

[s76] - https://lpi.oregonstate.edu/mic/vitamins/vitamin-D
**Título:** Vitamin D — **por:** Oregon State University
**Sitio web:** Linus Pauling Institute

[s77] - https://www.foundmyfitness.com/topics/vitamin-d
**Autor:** Rhonda Patrick — **Título:** Vitamin D
**por:** FoundMyFitness — **Sitio web:** FoundMyFitness

[s78] https://www.cambridge.org/core/services/aop-cambridge-core/content/view/49816B8345AFC98DB16320F12608E2A2/S0029665117000349a.pdf/vitamin-d-deficiency-as-a-public-health-issue-using-vitamin-d2-or-vitamin-d3-in-future-fortification-strategies.pdf
**Autor:** Louise R. Wilson, Laura Tripkovic, Kathryn H. Hart, Susan A Lanham-New — **Título:** Vitamin D deficiency as a public health issue: using vitamin D2 or vitamin D3 in future fortification strategies
**por:** University of Surrey — **Fecha lanzamiento:** de28 March 2017
**Sitio web:** Cambridge University Press — **Editorial:** Proceedings of the Nutrition Society

[s79] - http://www.gssiweb.org/sports-science-exchange/article/sse-147-vitamin-d-measurement-supplementation-what-when-why-how-
**Autor:** Graeme L. Close — **Título:** Vitamin D Measurement Supplementation: What, When, Why How?
**por:** Gatorade Sports Science Institute (GSSI) — **Fecha lanzamiento:** deJuly 2015
**Sitio web:** Sports Science Exchange

[s80] - https://www.cancer.gov/about-cancer/causes-prevention/risk/diet/vitamin-d-fact-sheet
**Título:** Vitamin D and Cancer — **por:** National Cancer Institute
**Fecha lanzamiento:** deMay 9, 2023 — **Sitio web:** cancer.gov
**Editorial:** U.S. Department of Health and Human Services

[s81] - https://medlineplus.gov/lab-tests/vitamin-d-test/
**Título:** Vitamin D Test — **por:** National Library of Medicine
**Sitio web:** MedlinePlus — **Editorial:** U.S. Department of Health and Human Services

[s82] - https://www.cancer.gov/about-cancer/causes-prevention/risk/diet/vitamin-d-fact-sheet
**Título:** Vitamin D and Cancer — **por:** National Cancer Institute
**Fecha lanzamiento:** deMay 9, 2023 — **Sitio web:** cancer.gov
**Editorial:** U.S. Department of Health and Human Services

[s83] - https://www.yalemedicine.org/news/vitamin-d-myths-debunked
**Autor:** Colleen Moriarty — **Título:** Vitamin D Myths D-bunked
**por:** Yale Medicine — **Fecha lanzamiento:** deMarch 15, 2018
**Sitio web:** Yale Medicine

[s84] - https://www.ncbi.nlm.nih.gov/books/NBK441912/
**Autor:** Krati Chauhan; Mahsa Shahrokhi; Martin R. Huecker — **Título:** Vitamin D
**por:** StatPearls Publishing — **Fecha lanzamiento:** de2024 Jan
**Sitio web:** NCBI Bookshelf — **Editorial:** National Library of Medicine, National Institutes of Health

[s85] - https://pubmed.ncbi.nlm.nih.gov/10692090/
**Autor:** H Glerup, K Mikkelsen, L Poulsen, E Hass, S Overbeck, J Thomsen, P Charles, E F Eriksen — **Título:** Commonly recommended daily intake of vitamin D is not sufficient if sunlight exposure is limited
**por:** University Hospital of Aarhus — **Fecha lanzamiento:** de2000-02
**Sitio web:** PubMed — **Editorial:** J Intern Med

[s86] - https://www.nature.com/articles/s41430-020-0558-y
**Autor:** Karin Amrein, Mario Scherkl, Magdalena Hoffmann, Stefan Neuwersch-Sommeregger, Markus Kstenberger, Adelina Tmava Berisha, Gennaro Martucci, Stefan Pilz, Oliver Malle — **Título:** Vitamin D deficiency 2.0: an update on the current status worldwide
**por:** Nature Publishing Group — **Fecha lanzamiento:** de20 January 2020
**Sitio web:** Nature — **Editorial:** European Journal of Clinical Nutrition

[s87] https://www.canada.ca/en/health-canada/services/drugs-health-products/drug-products/prescription-drug-list/notices-changes/notice-amendment-vitamin-d.html
**Título:** Notice: Prescription Drug List (PDL): Vitamin D — **por:** Health Canada
**Fecha lanzamiento:** de2021-02-22 — **Sitio web:** Canada.ca

[s88] - https://pubmed.ncbi.nlm.nih.gov/15225842/
**Autor:** Reinhold Vieth — **Título:** Why the optimal requirement for Vitamin D3 is probably much higher than what is officially recommended for adults
**Fecha lanzamiento:** de2004-05 — **Sitio web:** PubMed
**Editorial:** J Steroid Biochem Mol Biol

[s89] - https://www.nhs.uk/conditions/vitamins-and-minerals/vitamin-d/
**Título:** Vitamin D — **por:** NHS
**Fecha lanzamiento:** de03 August 2020 — **Sitio web:** NHS

[s90] - https://pubmed.ncbi.nlm.nih.gov/18977996/
**Autor:** Carol L Wagner, Frank R Greer — **Título:** Prevention of rickets and vitamin D deficiency in infants, children, and adolescents
**por:** American Academy of Pediatrics — **Fecha lanzamiento:** de2008-11
**Sitio web:** PubMed — **Editorial:** Pediatrics

[s91] - https://www.rnoh.nhs.uk/services/children-and-adolescents/vitamin-d-children
**Título:** Vitamin D in Children — **por:** RNOH NHS
**Sitio web:** RNOH NHS

[s92] https://www.canada.ca/en/health-canada/services/drugs-health-products/drug-products/prescription-drug-list/notices-changes/notice-amendment-vitamin-d.html
**Título:** Notice: Prescription Drug List (PDL): Vitamin D — **por:** Health Canada
**Fecha lanzamiento:** de2021-02-22 — **Sitio web:** Canada.ca
**Editorial:** Government of Canada

[s93] - https://pubmed.ncbi.nlm.nih.gov/20229973/
**Autor:** Catherine F Casey, David C Slawson, Lindsey R Neal — **Título:** Vitamin D supplementation in infants, children, and adolescents
**Fecha lanzamiento:** de2010-03-15 — **Sitio web:** PubMed
**Editorial:** American Family Physician

[s94] - https://lpi.oregonstate.edu/mic/life-stages/older-adults
**Título:** Micronutrients for Older Adults — **por:** Oregon State University
**Sitio web:** Linus Pauling Institute

[s95] - https://bmcgeriatr.biomedcentral.com/articles/10.1186/s12877-024-05009-x
**Autor:** Long Tan, Ruiqian He, Xiaoxue Zheng — **Título:** Effect of vitamin D, calcium, or combined supplementation on fall prevention: a systematic review and updated network meta-analysis
**por:** BMC — **Fecha lanzamiento:** de2024-05-02
**Sitio web:** BMC Geriatrics — **Editorial:** BMC

[s96] - https://article.imrpress.com/journal/IJVNR/81/4/10.1024/0300-9831/a000072/7638179ac4c524021b0229b0659b5c7d.pdf
**Autor:** Heike Bischoff-Ferrari, Hannes B. Sthelin, Paul Walter — **Título:** Vitamin D Effects on Bone and Muscle
**por:** Hogrefe AG — **Fecha lanzamiento:** de2011
**Sitio web:** International Journal of Vitamin and Nutrition Research — **Editorial:** Hans Huber Publishers

[s97] - https://link.springer.com/article/10.1007/s00198-016-3833-y
**Autor:** H. Hin, J. Tomson, C. Newman, R. Kurien, M. Lay, J. Cox, J. Sayer, M. Hill, J. Emberson, J. Armitage, R. Clarke — **Título:** Optimum dose of vitamin D for disease prevention in older people: BEST-D trial of vitamin D in primary care
**por:** Springer — **Fecha lanzamiento:** de2016-12-16
**Sitio web:** SpringerLink — **Editorial:** Osteoporosis International

[s98] - https://pubmed.ncbi.nlm.nih.gov/17151835/
**Autor:** H A Bischoff-Ferrari — **Título:** How to select the doses of vitamin D in the management of osteoporosis
**Fecha lanzamiento:** de2007-04 — **Sitio web:** PubMed
**Editorial:** Osteoporosis International

[s99] - https://thischangedmypractice.com/correct-dosing-for-vit-d/
**Autor:** Dr. Kenneth Madden — **Título:** What is the correct dosing for Vitamin D?
**por:** The University of British Columbia — **Fecha lanzamiento:** deDecember 6, 2011
**Sitio web:** This Changed My Practice — **Editorial:** UBC CPD

[s100] - https://betterhealthwhileaging.net/vitamin-d-healthy-aging-dose-faqs/
**Autor:** Leslie Kernisan, MD MPH — **Título:** Vitamin D: What to Know ( Why to Be Careful About High Doses)
**por:** Better Health While Aging — **Fecha lanzamiento:** deJune 2024
**Sitio web:** Better Health While Aging

[s101] - https://www.nature.com/articles/s41430-020-0558-y
**Autor:** Karin Amrein, Mario Scherkl, Magdalena Hoffmann, Stefan Neuwersch-Sommeregger, Markus Kstenberger, Adelina Tmava Berisha, Gennaro Martucci, Stefan Pilz, Oliver Malle — **Título:** Vitamin D deficiency 2.0: an update on the current status worldwide
**Fecha lanzamiento:** de20 January 2020 — **Sitio web:** Nature
**Editorial:** European Journal of Clinical Nutrition

[s102] - https://www.gov.scot/publications/vitamin-d-advice-for-parents/
**Título:** Vitamin D: advice for parents — **por:** Scottish Government
**Fecha lanzamiento:** de27 July 2023 — **Sitio web:** Scottish Government

[s103] - https://pubmed.ncbi.nlm.nih.gov/32487800/
**Autor:** Faustino R Perez-Lopez, Stefan Pilz, Peter Chedraui — **Título:** Vitamin D supplementation during pregnancy: an overview
**Fecha lanzamiento:** de2020-10 — **Sitio web:** PubMed
**Editorial:** Curr Opin Obstet Gynecol

[s104] - https://www.nature.com/articles/boneres201730

| Autor: | Bruce W Hollis, Carol L Wagner | Título: | New insights into the vitamin D requirements during pregnancy |
| por: | Nature Publishing Group | Fecha lanzamiento: | de29 August 2017 |
| Sitio web: | nature.com | Editorial: | Nature Publishing Group |

[s105] - https://www.nhs.uk/pregnancy/keeping-well/vitamins-supplements-and-nutrition/

| Título: | Vitamins, supplements and nutrition in pregnancy | por: | NHS |
| Fecha lanzamiento: | de2023-09-01 | Sitio web: | NHS |

[s106] - https://www.nhs.uk/conditions/vitamins-and-minerals/vitamin-d/

| Título: | Vitamin D | por: | NHS |
| Fecha lanzamiento: | de03 August 2020 | Sitio web: | NHS |

[s107] https://www.bluecrossnc.com/content/dam/bcbsnc/pdf/providers/policies-guidelines-codes/policies/commercial/laboratory/vitamin_d_testing.pdf

| Título: | Vitamin D Testing AHS G2005 | por: | Blue Cross Blue Shield of North Carolina |
| Fecha lanzamiento: | de01012019 | Sitio web: | Blue Cross Blue Shield of North Carolina |

[s108] - https://link.springer.com/article/10.1007/s11154-021-09693-7

| Autor: | John P. Bilezikian, Anna Maria Formenti, Robert A. Adler, Neil Binkley, Roger Bouillon, Marise Lazaretti-Castro, Claudio Marcocci, Nicola Napoli, Rene Rizzoli, Andrea Giustina | Título: | Vitamin D: Dosing, levels, form, and route of administration: Does one approach fit all? |
| por: | Springer | Fecha lanzamiento: | de2021-12-23 |
| Sitio web: | SpringerLink | Editorial: | Springer |

[s109] - https://med.virginia.edu/ginutrition/wp-content/uploads/sites/199/2021/06/May-2021-Vitamin-D-Replacement.pdf

| Autor: | Ronak M. Patel, M.D., Lindsay Bazydlo, Ph.D., Sue A. Brown, M.D., Alan C. Dalkin, M.D. | Título: | Vitamin D Replacement in Adults: Current Strategies in Clinical Management |
| por: | University of Virginia Health System | Fecha lanzamiento: | deMay 2021 |
| Sitio web: | University of Virginia Health System | Editorial: | Practical Gastroenterology |

[s110] - https://www.ncbi.nlm.nih.gov/books/NBK441912/

| Autor: | Krati Chauhan; Mahsa Shahrokhi; Martin R. Huecker | Título: | Vitamin D |
| por: | StatPearls Publishing | Fecha lanzamiento: | de2024 Jan- |
| Sitio web: | NCBI Bookshelf | Editorial: | National Library of Medicine, National Institutes of Health |

[s111] - https://link.springer.com/article/10.1007/s11154-021-09693-7

| Autor: | John P. Bilezikian, Anna Maria Formenti, Robert A. Adler, Neil Binkley, Roger Bouillon, Marise Lazaretti-Castro, Claudio Marcocci, Nicola Napoli, Rene Rizzoli, Andrea Giustina | Título: | Vitamin D: Dosing, levels, form, and route of administration: Does one approach fit all? |
| Fecha lanzamiento: | de23 December 2021 | Sitio web: | SpringerLink |
| Editorial: | Springer | | |

[s112] https://www.med.unc.edu/pediatrics/cccp/wp-content/uploads/sites/1156/gravity_forms/1-c06c424ddddee8826f29e1bc5926a251/2021/06/Stoss-Therapy-Guidelines-FINAL.pdf

| Título: | High-Dose Vitamin D3 (Stoss Therapy) Use in Cystic Fibrosis Patients | por: | UNC Medical Center |
| Fecha lanzamiento: | deJanuary 2021 | Sitio web: | University of North Carolina at Chapel Hill |

[s113] - https://www2.gov.bc.ca/gov/content/health/practitioner-professional-resources/bc-guidelines/vitamin-d-testing

| Título: | Vitamin D Testing | por: | Government of British Columbia |
| Fecha lanzamiento: | deJune 3, 2024 | Sitio web: | Government of British Columbia |

[s114] https://www.bluecrossnc.com/content/dam/bcbsnc/pdf/providers/policies-guidelines-codes/policies/commercial/laboratory/vitamin_d_testing.pdf

| Título: | Vitamin D Testing AHS G2005 | por: | Blue Cross Blue Shield of North Carolina |
| Fecha lanzamiento: | de01012019 | Sitio web: | Blue Cross Blue Shield of North Carolina |

[s115] - https://www.nhs.uk/conditions/vitamins-and-minerals/vitamin-d/

| Título: | Vitamin D | por: | NHS |
| Fecha lanzamiento: | de03 August 2020 | Sitio web: | NHS |

[s116] - https://www.ncbi.nlm.nih.gov/books/NBK548094/

| Título: | Vitamin D | por: | National Institute of Diabetes and Digestive and Kidney Diseases |
| Fecha lanzamiento: | de2021-05-27 | Sitio web: | NCBI Bookshelf |
| Editorial: | National Library of Medicine | | |

[s117] - https://pubmed.ncbi.nlm.nih.gov/36853379/

| Autor: | Armin Zittermann, Christian Trummer, Verena Theiler-Schwetz, Stefan Pilz | Título: | Long-term supplementation with 3200 to 4000 IU of vitamin D daily and adverse events: a systematic review and meta-analysis of randomized controlled trials |
| Fecha lanzamiento: | de2023-02-28 | Sitio web: | PubMed |
| Editorial: | Eur J Nutr | | |

[s118] - https://www.cancer.gov/about-cancer/causes-prevention/risk/diet/vitamin-d-fact-sheet

| Título: | Vitamin D and Cancer | por: | National Cancer Institute |
| Fecha lanzamiento: | deMay 9, 2023 | Sitio web: | cancer.gov |
| Editorial: | U.S. Department of Health and Human Services | | |

[s119] - https://www.nature.com/articles/s41430-020-0558-y

**Autor:** Karin Amrein, Mario Scherkl, Magdalena Hoffmann, Stefan Neuwersch-Sommeregger, Markus Kstenberger, Adelina Tmava Berisha, Gennaro Martucci, Stefan Pilz, Oliver Malle — **Título:** Vitamin D deficiency 2.0: an update on the current status worldwide

**por:** Nature Publishing Group — **Fecha lanzamiento:** de20 January 2020

**Sitio web:** nature.com — **Editorial:** European Journal of Clinical Nutrition

[s120] - https://www.nps.org.au/assets/AP/pdf/p119-Moses.pdf

**Autor:** Geraldine Moses AM — **Título:** The safety of commonly used vitamins and minerals

**por:** NPS MedicineWise — **Fecha lanzamiento:** deAugust 2021

**Sitio web:** NPS MedicineWise — **Editorial:** Australian Prescriber

[s121] - https://www.betterhealth.vic.gov.au/health/healthyliving/vitamin-and-mineral-supplements-what-to-know

**Autor:** Melissa Burton — **Título:** Vitamin and mineral supplements - what to know

**por:** Deakin University — **Fecha lanzamiento:** de2024-05-14

**Sitio web:** Better Health Channel — **Editorial:** Department of Health and Human Services, Victoria

[s122]
https://www.med.unc.edu/pediatrics/cccp/wp-content/uploads/sites/1156/gravity_forms/1-c06e424ddddee8826f29e1bc5926a251/2021/06/Stoss-Therapy-Guidelines-FINAL.pdf

**Título:** High-Dose Vitamin D3 (Stoss Therapy) Use in Cystic Fibrosis Patients — **por:** UNC Medical Center

**Fecha lanzamiento:** deJanuary 2021 — **Sitio web:** University of North Carolina at Chapel Hill

[s123] - https://www.ncbi.nlm.nih.gov/books/NBK441912/

**Autor:** Krati Chauhan; Mahsa Shahrokhi; Martin R. Huecker — **Título:** Vitamin D

**por:** StatPearls Publishing — **Fecha lanzamiento:** de2024 Jan-

**Sitio web:** NCBI Bookshelf — **Editorial:** National Library of Medicine, National Institutes of Health

[s124] - https://kdigo.org/wp-content/uploads/2017/02/2017-KDIGO-CKD-MBD-GL-Update.pdf

**Título:** KDIGO 2017 Clinical Practice Guideline Update for the Diagnosis, Evaluation, Prevention, and Treatment of Chronic Kidney DiseaseMineral and Bone Disorder (CKD-MBD) — **por:** KDIGO

**Fecha lanzamiento:** deJuly 2017 — **Sitio web:** www.kisupplements.org

**Editorial:** Kidney International Supplements

[s125] - https://www2.gov.bc.ca/gov/content/health/practitioner-professional-resources/bc-guidelines/vitamin-d-testing

**Título:** Vitamin D Testing — **por:** Government of British Columbia

**Fecha lanzamiento:** deJune 3, 2024 — **Sitio web:** Government of British Columbia

[s126] - https://tp.amegroups.org/article/view/22713/html

**Autor:** Natalie G. Martin, Tarah Rigterink, Mustafa Adamji, Catherine L. Wall, Andrew S. Day — **Título:** Single high-dose oral vitamin D3 treatment in New Zealand children with inflammatory bowel disease

**por:** University of Otago Christchurch — **Fecha lanzamiento:** deJanuary 28, 2019

**Sitio web:** tp.amegroups.org — **Editorial:** AME Publishing Company

[s127] - https://labeling.pfizer.com/showlabeling.aspx?id=522

**Título:** DEPO-PROVERA (medroxyprogesterone acetate) injection, suspension — **por:** Pharmacia Upjohn Company LLC

**Sitio web:** Pfizer

[s128] - https://www.health.com/vitamin-d-and-k-8427006

**Autor:** Ruth Jessen Hickman, MD — **Título:** Can You Take Vitamin D and Vitamin K Together?

**por:** Health — **Fecha lanzamiento:** deJanuary 27, 2024

**Sitio web:** Health — **Editorial:** Dotdash Meredith

[s129]
https://www.canada.ca/en/health-canada/services/drugs-health-products/drug-products/prescription-drug-list/notices-changes/notice-amendment-vitamin-d.html

**Título:** Notice: Prescription Drug List (PDL): Vitamin D — **por:** Health Canada

**Fecha lanzamiento:** de2021-02-22 — **Sitio web:** Canada.ca

**Editorial:** Government of Canada

[s130] - https://medlineplus.gov/lab-tests/vitamin-d-test/

**Título:** Vitamin D Test — **por:** National Library of Medicine

**Sitio web:** MedlinePlus

[s131] - https://link.springer.com/article/10.1007/s40261-021-01113-7

**Autor:** Milko Radicioni, Carol Cayerzasio, Stefano Rovati, Andrea Maria Giori, Irma Cupone, Fabio Marra, Giuseppe Mautone — **Título:** Comparative Bioavailability Study of a New Vitamin D3 Orodispersible Film Versus a Marketed Oral Solution in Healthy Volunteers

**por:** IBSA, Italy; Abiogen Pharma S.p.A., Italy — **Fecha lanzamiento:** de16 January 2022

**Sitio web:** SpringerLink — **Editorial:** Springer

[s132] - https://www.yalemedicine.org/news/vitamin-d-myths-debunked

**Autor:** Colleen Moriarty — **Título:** Vitamin D Myths D-bunked

**por:** Yale Medicine — **Fecha lanzamiento:** deMarch 15, 2018

**Sitio web:** Yale Medicine

[s133] - https://www.nhs.uk/conditions/vitamins-and-minerals/vitamin-d/

**Título:** Vitamin D — **por:** NHS

**Fecha lanzamiento:** de03 August 2020 — **Sitio web:** NHS

[s134] - http://www.gssiweb.org/sports-science-exchange/article/sse-148-the-importance-of-vitamin-d-for-athletes

| | | | |
|---|---|---|---|
| Autor: | Enette Larson-Meyer | Título: | The Importance of Vitamin D for Athletes |
| por: | GSSI | Fecha lanzamiento: | deJuly 2015 |
| Sitio web: | Sports Science Exchange | | |

[s135] - https://pubmed.ncbi.nlm.nih.gov/34202578/

| | | | |
|---|---|---|---|
| Autor: | Shaun Sabico, Mushira A Enani, Eman Shes hah, Naji J Aljohani, Dara A Aldisi, Naif H Alotaibi, Naemah Alshingetti, Suliman Y Alomar, Abdullah M Alnaami, Osama E Amer, Syed D Hussain, Nasser M Al-Daghri | Título: | Effects of a 2-Week 5000 IU versus 1000 IU Vitamin D3 Supplementation on Recovery of Symptoms in Patients with Mild to Moderate Covid-19: A Randomized Clinical Trial |
| por: | King Saud University | Fecha lanzamiento: | de2021-06-24 |
| Sitio web: | pubmed.ncbi.nlm.nih.gov | Editorial: | Nutrients |

[s136] - https://pubmed.ncbi.nlm.nih.gov/23427007/

| | | | |
|---|---|---|---|
| Autor: | Bess Dawson-Hughes, Susan S Harris, Nancy J Palermo, Lisa Ceglia, Helen Rasmussen | Título: | Meal conditions affect the absorption of supplemental vitamin D3 but not the plasma 25-hydroxyvitamin D response to supp lementation |
| por: | Jean Mayer United States Department of A griculture Human Nutrition Research Center on Aging at Tufts University | Fecha lanzamiento: | de2013-08 |
| Sitio web: | PubMed | Editorial: | American Society for Bone and Mineral Re search |

[s137] - https://www.health.com/mind-body/calcium-and-vitamin-d-supplements

| | | | |
|---|---|---|---|
| Autor: | Maggie ONeill | Título: | Can You Take Vitamin D and Calcium Toget her? |
| por: | Health | Fecha lanzamiento: | deSeptember 6, 2023 |
| Sitio web: | Health | Editorial: | Dotdash Meredith |

[s138]
https://www.quora.com/When-is-the-best-time-to-take-a-vitamin-D-pill-supplement-Can-I-take-it-at-night-before-bed-Should-I-take-it-with-fo od-If-so-what-kind-of-food-and-how-much-The-specific-vitamin-D-pill-supplement-I-am-taking-is-Vitamin-Code-RAW-D3-of-5-000-IU

| | | | |
|---|---|---|---|
| Título: | When is the best time to take a vitamin D pillsupplement? Can I take it at night before bed? Should I take it with food? If so, what kind of food, and how much? The specific vitamin D pillsupplement I am taking is Vitamin Code RAW D3 of 5,000 IU. | por: | Quora |
| Sitio web: | Quora | | |

[s139]
https://medicine.umich.edu/sites/default/files/content/downloads/Williams%2C%20Christa%20December%207%202018%20Vitamin%20D.pd f

| | | | |
|---|---|---|---|
| Autor: | Christa Williams MD | Título: | The Case for Vitamin D Supplementation: Summary of the Evidence and Recommendati ons |
| por: | University of Michigan | Fecha lanzamiento: | deDecember 7, 2018 |
| Sitio web: | University of Michigan | | |

[s140] - https://thenaturaldoctor.org/wp-content/uploads/2023/01/Vitamins-D3-and-K2-Another-Dynamic-Duo-By-Dr-Eccles.pdf

| | | | |
|---|---|---|---|
| Autor: | Dr Nyjon K. Eccles BSc MBBS MRCP PhD | Título: | Vitamins D3 and K2 Another Dynamic Duo! |
| por: | The Natural Doctor | Sitio web: | thenaturaldoctor.org |

[s141] - https://www.health.com/vitamin-d-and-k-8427006

| | | | |
|---|---|---|---|
| Autor: | Ruth Jessen Hickman, MD | Título: | Can You Take Vitamin D and Vitamin K Tog ether? |
| por: | Health | Fecha lanzamiento: | deJanuary 27, 2024 |
| Sitio web: | Health | Editorial: | Dotdash Meredith |

[s142] - https://pubmed.ncbi.nlm.nih.gov/32060566/

| | | | |
|---|---|---|---|
| Autor: | Yingfeng Zhang, Zhipeng Liu, Lili Duan, Yeyu Ji, Sen Yang, Yuan Zhang, Hongyin Li, Yu Wang, Peng Wang, Jiepeng Chen, Ying Li | Título: | Effect of Low-Dose Vitamin K2 Supplement ation on Bone Mineral Density in Middle-Aged and Elderly Chinese: A Randomized C ontrolled Study |
| por: | Harbin Medical University, Shenyang Phar maceutical University | Fecha lanzamiento: | de2020-02-14 |
| Sitio web: | pubmed.ncbi.nlm.nih.gov | Editorial: | Calcified Tissue International |

[s143] - https://dmsjournal.biomedcentral.com/articles/10.1186/s13098-020-00580-w

| | | | |
|---|---|---|---|
| Autor: | J. I. Aguayo-Ruiz, T. A. Garcia-Cobin, S. Pascoe-González, S. Sanchez-Enriquez, I. M. Llamas-Covarrubias, T. Garcia-Iglesias, A. L opez-Quintero, M. A. Llamas-Covarrubias, J. Trujillo-Quiroz, E. A. Rivera-Leon | Título: | Effect of supplementation with vitamins D3 and K2 on undercarboxylated osteocalcin and insulin serum levels in patients with type 2 diabetes mellitus: a randomized, double-blind, clinical trial |
| Fecha lanzamiento: | de2020-08-18 | Sitio web: | Diabetology Metabolic Syndrome |
| Editorial: | BMC | | |

[s144] - https://josr-online.biomedcentral.com/articles/10.1186/s13018-021-02728-4

| | | | |
|---|---|---|---|
| Autor: | Liyou Hu, Jindou Ji, Dong Li, Jing Meng, Bo Yu | Título: | The combined effect of vitamin K and calcium on bone mineral density in humans: a meta-analysis of randomized controlled trials |
| Fecha lanzamiento: | de2021-10-14 | Sitio web: | Journal of Orthopaedic Surgery and Research |
| Editorial: | BMC | | |

[s145] - https://pdfs.semanticscholar.org/34b1/bac2241b8001f15bbb0e92c9c6cd233061fb.pdf

| | | | |
|---|---|---|---|
| Autor: | Zane Temova Rakusa, Mitja Pislar, Albin Kristl, Robert Roskar | Título: | Comprehensive Stability Study of Vitamin D3 in Aqueous Solutions and Liquid Commercial Products |
| por: | MDPI | Fecha lanzamiento: | de2021-04-25 |
| Sitio web: | Pharmaceutics | Editorial: | MDPI, Basel, Switzerland |

[s146] - https://pubmed.ncbi.nlm.nih.gov/31156916/

| | | | |
|---|---|---|---|
| Autor: | Zane Temova, Robert Roskar | Título: | Shelf life after opening of prescription medicines and supplements with vitamin D3 for paediatric use |
| Fecha lanzamiento: | de2017-03 | Sitio web: | PubMed |
| Editorial: | Eur J Hosp Pharm | | |

[s147] - https://consensus.app/questions/are-vitamins-still-good-after-expiration-date/
**Título:** Are vitamins still good after expiration date **por:** Consensus
**Sitio web:** Consensus

[s148] - https://www.biochemia-medica.com/en/journal/23/3/10.11613/BM.2013.039
**Autor:** Ayfer Colak, Burak Toprak, Nese Dogan, F**Título:** Effect of sample type, centrifugation and
usun Ustuner | storage conditions on vitamin D concentration
**por:** Tepecik Training and Research Hospital **Fecha** de2013-10-15
**lanzamiento:**
**Sitio web:** Biochemia Medica

[s149] - https://nutritionandmetabolism.biomedcentral.com/articles/10.1186/1743-7075-3-36
**Autor:** Helen A Valsamis, Surender K Arora, Barbara**Título:** Antiepileptic drugs and bone metabolism
Labban, Samy I McFarlane
**Fecha** de06 September 2006 **Sitio web:** Nutrition Metabolism
**lanzamiento:**
**Editorial:** BMC

[s150] - https://cmbl.biomedcentral.com/articles/10.1186/s11658-022-00371-3
**Autor:** Bo Liang, George Burley, Shu Lin, Yan-Chuan**Título:** Osteoporosis pathogenesis and treatment:
Shi | existing and emerging avenues
**por:** BMC **Fecha** de2022-09-04
**lanzamiento:**
**Sitio web:** Cellular Molecular Biology Letters **Editorial:** BMC

[s151] - https://medlineplus.gov/ency/article/002062.htm
**Título:** Calcium and bones **por:** A.D.A.M., Inc.
**Fecha** de06012025 **Sitio web:** MedlinePlus
**lanzamiento:**
**Editorial:** National Library of Medicine

[s152] - https://www.ecmjournal.org/papers/vol035/pdf/v035a25.pdf
**Autor:** V. Fischer, M. Haffner-Luntzer, M. Amling, A.**Título:** Calcium and vitamin D in fracture healing and
Ignatius | post-traumatic bone turnover
**Fecha** de2018 **Sitio web:** European Cells and Materials
**lanzamiento:**

[s153] - https://pubmed.ncbi.nlm.nih.gov/15585788/
**Autor:** Michael F Holick **Título:** Sunlight and vitamin D for bone health and
prevention of autoimmune diseases, cancers,
and cardiovascular disease
**por:** Boston University Medical Center **Fecha** de2004-12
**lanzamiento:**
**Sitio web:** PubMed **Editorial:** American Journal of Clinical Nutrition

[s154] - https://pubmed.ncbi.nlm.nih.gov/11684396/
**Autor:** P Weber **Título:** Vitamin K and bone health
**por:** F. Hoffmann-La Roche Ltd **Fecha** de2001-10
**lanzamiento:**
**Sitio web:** PubMed **Editorial:** Nutrition

[s155] - https://josr-online.biomedcentral.com/articles/10.1186/s13018-023-04320-4
**Autor:** Yanqi Li, Pengfei Zhao, Biyun Jiang, Kan**Título:** Modulation of the vitamin Dvitamin D rec
gyong Liu, Lei Zhang, Haotian Wang, Yans | eptor system in osteoporosis pathogenesis:
heng Tian, Kun Li, Guoqi Liu | insights and therapeutic approaches
**Fecha** de2023-11-13 **Sitio web:** Journal of Orthopaedic Surgery and Research
**lanzamiento:**
**Editorial:** BMC

[s156] - https://www.nature.com/articles/boneres201641
**Autor:** Vaishali Veldurthy, Ran Wei, Leyla Oz, Puneet**Título:** Vitamin D, calcium homeostasis and aging
Dhawan, Yong Heui Jeon, Sylvia Christakos
**por:** Nature Publishing Group **Fecha** de2016-10-18
**lanzamiento:**
**Sitio web:** Nature **Editorial:** Nature Publishing Group

[s157] - https://www.ncbi.nlm.nih.gov/pmc/articles/PMC10175743/
**Autor:** Haiwei Wang, Yuchuan Luo, Haisheng Wang,**Título:** Mechanistic advances in osteoporosis et anti-
Feifei Li, Fanyuan Yu, Ling Ye | osteoporosis therapiae
**por:** Sichuan University **Fecha** de2023 May 11
**lanzamiento:**
**Sitio web:** NCBI **Editorial:** Sichuan International Medical Exchange
Promotion Association (SCIMEA) and John
Wiley Sons Australia, Ltd.

[s158] - https://pubmed.ncbi.nlm.nih.gov/26510847/
**Autor:** C M Weaver, D D Alexander, C J Boushey, B**Título:** Calcium plus vitamin D supplementation and
Dawson-Hughes, J M Lappe, M S LeBoff, S | risk of fractures: an updated meta-analysis fro
Liu, A C Looker, T C Wallace, D D Wang | m the National Osteoporosis Foundation
**por:** National Osteoporosis Foundation **Fecha** de2015-10-28
**lanzamiento:**
**Sitio web:** PubMed **Editorial:** Osteoporosis International

[s159] - https://bmcgeriatr.biomedcentral.com/articles/10.1186/s12877-024-05009-x
**Autor:** Long Tan, Ruiqian He, Xiaoxue Zheng **Título:** Effect of vitamin D, calcium, or combined
supplementation on fall prevention: a
systematic review and updated network meta-
analysis
**por:** BMC Geriatrics **Fecha** de2024-05-02
**lanzamiento:**
**Sitio web:** BMC Geriatrics **Editorial:** BioMed Central

[s160] - https://strwebprdmedia.blob.core.windows.net/media/ef2ideu2/ros-vitamin-d-and-bone-health-in-adults-february-2020.pdf
**Autor:** Prof. Roger Francis, Dr. Terry Aspray, Prof.**Título:** Vitamin D and Bone Health: A Practical C
William Fraser, Prof. Helen Macdonald, Dr. Sa | linical Guideline for Patient Management
njeev Patel, Dr. Alexandra Mavroeidi, Dr. Inez
Schoenmakers, Prof. Mike Stone
**por:** Royal Osteoporosis Society **Fecha** deDecember 2018
**lanzamiento:**
**Sitio web:** theros.org.uk

[s161] - https://www.nogg.org.uk/full-guideline/section-5-non-pharmacological-management-osteoporosis
**Título:** Section 5: Non-pharmacological management**por:** NOGG
of osteoporosis
**Sitio web:** NOGG

[s162] - https://www.ncbi.nlm.nih.gov/pmc/articles/PMC8979902/
**Autor:** Celia L Gregson, David J Armstrong, Jean Bowden, Cyrus Cooper, John Edwards, Neil J L Gittoes, Nicholas Harvey, John Kanis, Sarah Leyland, Rebecca Low, Eugene McCloskey, Katie Moss, Jane Parker, Zoe Paskins, Kenneth Poole, David M Reid, Mike Stone, Julia Thomson, Nic Vine, Juliet Compston **Título:** UK clinical guideline for the prevention and treatment of osteoporosis
**por:** National Osteoporosis Guideline Group (NOGG) **Fecha lanzamiento:** de2022-04-05
**Sitio web:** NCBI **Editorial:** Arch Osteoporos

[s163] - https://www2.gov.bc.ca/gov/content/health/practitioner-professional-resources/bc-guidelines/osteoporosis
**Título:** Osteoporosis: Diagnosis, Treatment and Fracture Prevention **por:** Government of British Columbia
**Fecha lanzamiento:** deSeptember 17, 2023 **Sitio web:** Government of British Columbia

[s164] - https://link.springer.com/article/10.1007/s00198-015-3386-5
**Autor:** C. M. Weaver, D. D. Alexander, C. J. Boushey, B. Dawson-Hughes, J. M. Lappe, M. S. LeBoff, S. Liu, A. C. Looker, T. C. Wallace, D. D. Wang **Título:** Calcium plus vitamin D supplementation and risk of fractures: an updated meta-analysis from the National Osteoporosis Foundation
**por:** National Osteoporosis Foundation **Fecha lanzamiento:** de28 October 2015
**Sitio web:** SpringerLink **Editorial:** Osteoporosis International

[s165] - https://e-cnr.org/DOIx.php?id=10.7762/cnr.2015.4.1.1
**Autor:** Judith A. Beto **Título:** The Role of Calcium in Human Aging
**por:** Loyola University Healthcare System, Dominican University **Fecha lanzamiento:** deJanuary 16, 2015
**Sitio web:** Clinical Nutrition Research **Editorial:** The Korean Society of Clinical Nutrition

[s166] - https://lpi.oregonstate.edu/mic/vitamins/vitamin-D
**Título:** Vitamin D **por:** Oregon State University
**Sitio web:** Linus Pauling Institute

[s167] - https://www.esceo.org/sites/esceo/files/pdf/Rizzoli-Biver2020_Article_AreProbioticsTheNewCalciumAndV.pdf
**Autor:** Ren Rizzoli, Emmanuel Biver **Título:** Are Probiotics the New Calcium and Vitamin D for Bone Health?
**por:** Springer Science+Business Media, LLC **Fecha lanzamiento:** de2020
**Sitio web:** ESCEO **Editorial:** Springer Nature

[s168] - https://pubmed.ncbi.nlm.nih.gov/32285249/
**Autor:** Ren Rizzoli, Emmanuel Biver **Título:** Are Probiotics the New Calcium and Vitamin D for Bone Health?
**por:** Geneva University Hospitals and Faculty of Medicine **Fecha lanzamiento:** de2020-06
**Sitio web:** PubMed **Editorial:** Current Osteoporosis Reports

[s169] - https://nutritionandmetabolism.biomedcentral.com/articles/10.1186/s12986-023-00726-3
**Autor:** Tianshu Liu, Hai Yu, Shuai Wang, Huimin Li, Xinyiran Du, Xiaodong He **Título:** Chondroitin sulfate alleviates osteoporosis caused by calcium deficiency by regulating lipid metabolism
**por:** BMC Nutrition Metabolism **Fecha lanzamiento:** de06 February 2023
**Sitio web:** Nutrition Metabolism **Editorial:** BMC

[s170] - https://publichealthreviews.biomedcentral.com/articles/10.1186/s40985-017-0066-3
**Autor:** M Fiscaletti, P Stewart, CF Munns **Título:** The importance of vitamin D in maternal and child health: a global perspective
**por:** BMC **Fecha lanzamiento:** de01 September 2017
**Sitio web:** Public Health Reviews **Editorial:** BMC

[s171] - https://epi.alaska.gov/bulletins/docs/rr2018_04.pdf
**Autor:** Madison Pachoe, Joe McLaughlin, MD, MPH, Rosalyn Singleton, MD, MPH, Rachel Lescher, MD, Tim Thomas, MD, Jay Butler, MD, David Compton, MD, Joe Klejka, MD, Coleman Cutchins, PharmD, Matt Hirschfeld, MD, PhD, Rebecca Morisse, RN, MPH, Jared Parrish, PhD, MPH, Deanna Stang, RN, Kenneth Thummel, PhD, Leanne Ward, MD **Título:** Vitamin D Supplementation and Screening for the Prevention of Rickets and Osteomalacia in Alaska
**por:** Alaska Division of Public Health **Fecha lanzamiento:** deSeptember 12, 2018
**Sitio web:** Alaska Department of Health and Social Services

[s172] - https://www.e-ccp.org/m/journal/view.php?number=20125555493
**Autor:** Ju Sun Heo, MD, PhD; Young Min Ahn, MD, PhD; Ai-Rhan Ellen Kim, MD, PhD; Son Moon Shin, MD, PhD **Título:** Breastfeeding and vitamin D
**por:** Korean Society of Breastfeeding Medicine **Fecha lanzamiento:** deDecember 14, 2021
**Sitio web:** Korean Journal of Pediatrics **Editorial:** Korean Pediatric Society

[s173] - https://www.indianpediatrics.net/july2017/567.pdf
**Autor:** Anuradha Khadilkar, Vaman Khadilkar, Jagdish Chinnappa, Narendra Rathi, Rajesh Khadgawat, S Balasubramanian, Bakul Parekh, Pramod Jog **Título:** Prevention and Treatment of Vitamin D and Calcium Deficiency in Children and Adolescents: Indian Academy of Pediatrics (IAP) Guidelines
**por:** Indian Academy of Pediatrics **Fecha lanzamiento:** deJuly 15, 2017
**Sitio web:** Indian Pediatrics

[s174] - https://www.ncbi.nlm.nih.gov/books/NBK532266/
**Autor:** Omeed Sizar; Swapnil Khare; Amandeep Goyal; Amy Givler **Título:** Vitamin D Deficiency
**por:** StatPearls Publishing **Fecha lanzamiento:** de2024 Jan
**Sitio web:** NCBI Bookshelf **Editorial:** StatPearls Publishing

[s175] - https://www.solius.com/vitamin-d-immune-system
**Título:** The Role of Vitamin D in the Immune System **por:** Solius
**Sitio web:** Solius

[s176] - https://www.ncbi.nlm.nih.gov/pmc/articles/PMC9954268/
**Autor:** Hasti Gholami, John A Chmiel, Jeremy P Burton, Saman Maleki Vareki  **Título:** The Role of Microbiota-Derived Vitamins in Immune Homeostasis and Enhancing Cancer Immunotherapy
**por:** Western University, Lawson Health Research Institute  **Fecha lanzamiento:** de2023-02-18
**Sitio web:** NCBI  **Editorial:** MDPI

[s177] - https://gutpathogens.biomedcentral.com/articles/10.1186/s13099-020-00385-2
**Autor:** Samir Jawhara  **Título:** How to boost the immune defence prior to respiratory virus infections with the special focus on coronavirus infections
**Fecha lanzamiento:** de12 October 2020  **Sitio web:** Gut Pathogens
**Editorial:** BMC

[s178] - https://pubmed.ncbi.nlm.nih.gov/16373990/
**Autor:** Eva S Wintergerst, Silvia Maggini, Dietrich H Hornig  **Título:** Immune-enhancing role of vitamin C and zinc and effect on clinical conditions
**por:** Bayer Consumer Care Ltd.  **Fecha lanzamiento:** de2005-12-21
**Sitio web:** PubMed  **Editorial:** S. Karger AG, Basel

[s179] - https://link.springer.com/article/10.1007/s11154-021-09679-5
**Autor:** Aiten Ismailova, John H. White  **Título:** Vitamin D, infections and immunity
**por:** Springer  **Fecha lanzamiento:** de29 July 2021
**Sitio web:** SpringerLink  **Editorial:** Springer

[s180] - https://www.ncbi.nlm.nih.gov/pmc/articles/PMC8155592/
**Autor:** Hassan A Alhazmi, Asim Najmi, Sadique A Javed, Shahnaz Sultana, Mohammed Al Bratty, Hafiz A Makeen, Abdulkarim M Meraya, Waquar Ahsan, Syam Mohan, Manal M E Taha, Asaad Khalid  **Título:** Medicinal Plants and Isolated Molecules Demonstrating Immunomodulation Activity as Potential Alternative Therapies for Viral Diseases Including COVID-19
**por:** Jazan University  **Fecha lanzamiento:** de2021-05-13
**Sitio web:** NCBI  **Editorial:** Frontiers in Immunology

[s181] - https://www.nature.com/articles/pr2009130
**Autor:** Valencia P Walker, Robert L Modlin  **Título:** The Vitamin D Connection to Pediatric Infections and Immune Function
**Fecha lanzamiento:** deMay 2009  **Sitio web:** nature.com
**Editorial:** Pediatric Research

[s182] - https://www.nature.com/articles/s41541-024-00909-w
**Autor:** Himanshu Singh Saroha, Swati Bhat, Liza Das, Pinaki Dutta, Michael F. Holick, Naresh Sachdeva, Raman Kumar Marwaha  **Título:** Calcifediol boosts efficacy of ChAdOx1 nCoV-19 vaccine by upregulating genes promoting memory T cell responses
**por:** Nature Publishing Group  **Fecha lanzamiento:** de20 June 2024
**Sitio web:** Nature  **Editorial:** npj Vaccines

[s183] - https://porcinehealthmanagement.biomedcentral.com/articles/10.1186/s40813-023-00307-z
**Autor:** Carmen Alvarez-Delgado, Ins Ruedas-Torres, Jos M. Sanchez-Carvajal, Feliciano Priego-Capote, Laura Castillo-Peinado, Angela Galan-Relao, Pedro J. Moreno, Esperanza Diaz-Bueno, Benito Lozano-Buenestado, Irene M. Rodriguez-Gomez, Librado Carrasco, Francisco J. Pallares, Jaime Gomez-Laguna  **Título:** Impact of supplementation with dihydroxylated vitamin D3 on performance parameters and gut health in weaned Iberian piglets under indooroutdoor conditions
**por:** BMC  **Fecha lanzamiento:** de2023-06-15
**Sitio web:** Porcine Health Management  **Editorial:** BMC

[s184] - https://joe.bioscientifica.com/view/journals/joe/224/3/R107.xml
**Título:** Immunological role of vitamin D at the maternalfetal interface  **por:** Bioscientifica
**Sitio web:** Journal of Endocrinology

[s185] - https://pubmed.ncbi.nlm.nih.gov/31963293/
**Autor:** Adrian F Gombart, Adeline Pierre, Silvia Maggini  **Título:** A Review of Micronutrients and the Immune System-Working in Harmony to Reduce the Risk of Infection
**por:** Bayer Consumer Care AG  **Fecha lanzamiento:** de2020-01-16
**Sitio web:** PubMed  **Editorial:** MDPI

[s186] - https://bmcnutr.biomedcentral.com/articles/10.1186/2055-0928-1-7
**Autor:** Steve Simpson Jr, Ingrid van der Mei, Niall Stewart, Leigh Blizzard, Prudence Tettey, Bruce Taylor  **Título:** Weekly cholecalciferol supplementation results in significant reductions in infection risk among the vitamin D deficient: results from the CIPRIS pilot RCT
**por:** BMC Nutrition  **Fecha lanzamiento:** de09 March 2015
**Sitio web:** BMC Nutrition  **Editorial:** BioMed Central

[s187] - https://www.ncbi.nlm.nih.gov/pmc/articles/PMC7230749/
**Autor:** Philip C Calder, Anitra C Carr, Adrian F Gombart, Manfred Eggersdorfer  **Título:** Optimal Nutritional Status for a Well-Functioning Immune System Is an Important Factor to Protect against Viral Infections
**por:** MDPI  **Fecha lanzamiento:** de2020-04-23
**Sitio web:** NCBI  **Editorial:** MDPI

[s188] - https://www.yalemedicine.org/news/long-covid-treatment-does-your-vitamin-d-level-play-a-role
**Autor:** Kenny Cheng  **Título:** Long COVID treatment: Does your vitamin D level play a role?
**por:** Yale Medicine  **Fecha lanzamiento:** deApril 29, 2024
**Sitio web:** Yale Medicine  **Editorial:** Yale University

[s189] - https://www.ncbi.nlm.nih.gov/geo/query/acc.cgi?acc=GSE86406

| | |
|---|---|
| **Autor:** | Scott JF, Das LM, Ahsanuddin S, Qui Y, B**Título:** inko A, Traylor ZP, Debanne S, Cooper KD, Boxer R, Lu KQ | Oral vitamin D for the attenuation of sunburn |
| **por:** | Case Western Reserve University University**Fecha** Hospitals Case Medical Ctr **lanzamiento:** | **de**Feb 16, 2018 |
| **Sitio web:** | NCBI | |

[s190] - https://pure.eur.nl/files/47751761/fimmu-07-00697.pdf

| | |
|---|---|
| **Autor:** | Wendy Dankers, Edgar M. Colin, Jan Piet van**Título:** Hamburg, Erik Lubberts | Vitamin D in Autoimmunity: Molecular Mec hanisms and Therapeutic Potential |
| **por:** | Erasmus MC, University Medical Center | **Fecha lanzamiento:** **de**01012017 |
| **Sitio web:** | Frontiers in Immunology | **Editorial:** Frontiers Media SA |

[s191] - https://www.ncbi.nlm.nih.gov/pmc/articles/PMC8902492/

| | |
|---|---|
| **Autor:** | Matheus Ribeiro Bizuti, Edina Starck, Ki**Título:** mberly Kamila da Silva Fagundes, Josiano Guilherme Puhle, Lucas Medeiros Lima, Natan Rodrigues de Oliveira, Guilherme Vinicio de S ousa Silva, Dbora Tavares Resende e Silva | Influence of exercise and vitamin D on the immune system against Covid-19: an in tegrative review of current literature |
| **por:** | Federal University of Fronteira Sul | **Fecha lanzamiento:** **de**2022-03-08 |
| **Sitio web:** | NCBI | **Editorial:** Springer Science+Business Media, LLC, part of Springer Nature |

[s192] - https://epag.springeropen.com/articles/10.1186/s43054-022-00135-w

| | |
|---|---|
| **Autor:** | Nevin Sanlier, Merve Guney-Coskun | **Título:** Vitamin D, the immune system, and its re lationship with diseases |
| **por:** | Egyptian Pediatric Association Gazette | **Fecha lanzamiento:** **de**17 October 2022 |
| **Sitio web:** | SpringerOpen | |

[s193] - https://medlineplus.gov/lab-tests/vitamin-d-test/

| | |
|---|---|
| **Título:** Vitamin D Test | **por:** National Library of Medicine |
| **Sitio web:** MedlinePlus | |

[s194] - https://www.cancer.gov/about-cancer/causes-prevention/risk/diet/vitamin-d-fact-sheet

| | |
|---|---|
| **Título:** Vitamin D and Cancer | **por:** National Cancer Institute |
| **Fecha** **de**May 9, 2023 **lanzamiento:** | **Sitio web:** cancer.gov |
| **Editorial:** U.S. Department of Health and Human Serv ices | |

[s195] - https://www.ncbi.nlm.nih.gov/books/NBK441912/

| | |
|---|---|
| **Autor:** | Krati Chauhan; Mahsa Shahrokhi; Martin R.**Título:** Huecker | Vitamin D |
| **por:** | StatPearls Publishing | **Fecha lanzamiento:** **de**2024 Jan- |
| **Sitio web:** | NCBI Bookshelf | **Editorial:** National Library of Medicine, National I nstitutes of Health |

[s196] - https://www.nature.com/articles/s41430-020-0558-y

| | |
|---|---|
| **Autor:** | Karin Amrein, Mario Scherkl, Magdalena H**Título:** offmann, Stefan Neuwersch-Sommeregger, M arkus Kstenberger, Adelina Tmava Berisha, Gennaro Martucci, Stefan Pilz, Oliver Malle | Vitamin D deficiency 2.0: an update on the current status worldwide |
| **Fecha** **de**20 January 2020 **lanzamiento:** | **Sitio web:** Nature |
| **Editorial:** European Journal of Clinical Nutrition | |

[s197] - https://www.yalemedicine.org/news/vitamin-d-myths-debunked

| | |
|---|---|
| **Autor:** | Colleen Moriarty | **Título:** Vitamin D Myths D-bunked |
| **por:** | Yale Medicine | **Fecha lanzamiento:** **de**March 15, 2018 |
| **Sitio web:** | Yale Medicine | |

[s198] - https://www.nhs.uk/conditions/vitamins-and-minerals/vitamin-d/

| | |
|---|---|
| **Título:** Vitamin D | **por:** NHS |
| **Fecha** **de**03 August 2020 **lanzamiento:** | **Sitio web:** NHS |

[s199] - https://pubmed.ncbi.nlm.nih.gov/34202578/

| | |
|---|---|
| **Autor:** | Shaun Sabico, Mushira A Enani, Eman Shes**Título:** hah, Naji J Aljohani, Dara A Aldisi, Naif H Alotaibi, Naemah Alshingetti, Suliman Y Alomar, Abdullah M Alnaami, Osama E Amer, Syed D Hussain, Nasser M Al-Daghri | Effects of a 2-Week 5000 IU versus 1000 IU Vitamin D3 Supplementation on Recovery of Symptoms in Patients with Mild to Moderate Covid-19: A Randomized Clinical Trial |
| **por:** | King Saud University | **Fecha lanzamiento:** **de**2021-06-24 |
| **Sitio web:** | pubmed.ncbi.nlm.nih.gov | **Editorial:** Nutrients |

[s200] - https://pubmed.ncbi.nlm.nih.gov/19101755/

| | |
|---|---|
| **Autor:** | C J Bacon, G D Gamble, A M Horne, M A**Título:** Scott, I R Reid | High-dose oral vitamin D3 supplementation in the elderly |
| **Fecha** **de**2009-08 **lanzamiento:** | **Sitio web:** PubMed |
| **Editorial:** Osteoporosis International | |

[s201] - https://www.ncbi.nlm.nih.gov/books/NBK532266/

| | |
|---|---|
| **Autor:** | Omeed Sizar; Swapnil Khare; Amandeep Goy**Título:** al; Amy Givler | Vitamin D Deficiency |
| **por:** | StatPearls Publishing | **Fecha lanzamiento:** **de**2024 Jan- |
| **Sitio web:** | NCBI Bookshelf | **Editorial:** StatPearls Publishing |

[s202]
https://www.bluecrossnc.com/content/dam/bcbsnc/pdf/providers/policies-guidelines-codes/policies/commercial/laboratory/vitamin_d_testing.p
df

| | |
|---|---|
| **Título:** Vitamin D Testing AHS G2005 | **por:** Blue Cross Blue Shield of North Carolina |
| **Fecha** **de**01012019 **lanzamiento:** | **Sitio web:** Blue Cross Blue Shield of North Carolina |

[s203] - https://ejim.springeropen.com/articles/10.1186/s43162-024-00330-8
**Autor:** Marwa Ahmed Salah Ahmed, Mohamed Nabil Soliman Atta, Mona Abdel-Latif Aboul-Seoud, Mona Moustafa Tahoun, Sarah Abd El Rahim Rady Abd Allah **Título:** Assessment of vitamin d status among egyptian covid-19 patients
**Fecha lanzamiento:** de14 June 2024 **Sitio web:** The Egyptian Journal of Internal Medicine
**Editorial:** SpringerOpen

[s204] - https://medlineplus.gov/lab-tests/vitamin-d-test/
**Título:** Vitamin D Test **por:** National Library of Medicine
**Sitio web:** MedlinePlus

[s205] - https://www.ncbi.nlm.nih.gov/pmc/articles/PMC7282243/
**Autor:** Esin Avci, Suleyman Demir, Diler Aslan, Rukiye Nar, Hande Senol **Título:** Assessment of Abbott Architect 25-OH vitamin D assay in different levels of vitamin D
**por:** Pamukkale University **Fecha lanzamiento:** de2020-01-10
**Sitio web:** NCBI **Editorial:** CEONCEES

[s206] - https://pubmed.ncbi.nlm.nih.gov/27834063/
**Autor:** Hyun Jeong Kim, Misuk Ji, Junghan Song, Hee Won Moon, Mina Hur, Yeo Min Yun **Título:** Clinical Utility of Measurement of Vitamin D-Binding Protein and Calculation of Bioavailable Vitamin D in Assessment of Vitamin D Status
**por:** Korean Association of Health Promotion **Fecha lanzamiento:** de2017-01
**Sitio web:** PubMed **Editorial:** Ann Lab Med

[s207] - https://link.springer.com/article/10.1007/s00223-022-00961-5
**Autor:** N. Alonso, S. Zelzer, G. Eibinger, M. Herrmann **Título:** Vitamin D Metabolites: Analytical Challenges and Clinical Relevance
**por:** Springer **Fecha lanzamiento:** de2022-03-03
**Sitio web:** SpringerLink **Editorial:** Calcified Tissue International

[s208] - https://www.ncbi.nlm.nih.gov/pmc/articles/PMC2827576/
**Autor:** Ishir Bhan, Sherri-Ann M Burnett-Bowie, Jun Ye, Marcello Tonelli, Ravi Thadhani **Título:** Clinical Measures Identify Vitamin D Deficiency in Dialysis
**por:** Massachusetts General Hospital, University of Alberta **Fecha lanzamiento:** de2010-03
**Sitio web:** NCBI **Editorial:** American Society of Nephrology

[s209] - https://medlineplus.gov/lab-tests/vitamin-d-test/
**Título:** Vitamin D Test **por:** National Library of Medicine
**Sitio web:** MedlinePlus

[s210] - https://www.ncbi.nlm.nih.gov/books/NBK441912/
**Autor:** Krati Chauhan; Mahsa Shahrokhi; Martin R. Huecker **Título:** Vitamin D
**por:** StatPearls Publishing **Fecha lanzamiento:** de2024 Jan-
**Sitio web:** NCBI Bookshelf **Editorial:** National Library of Medicine, National Institutes of Health

[s211] - https://www.nature.com/articles/s41430-020-0558-y
**Autor:** Karin Amrein, Mario Scherkl, Magdalena Hoffmann, Stefan Neuwersch-Sommeregger, Markus Kstenberger, Adelina Tmava Berisha, Gennaro Martucci, Stefan Pilz, Oliver Malle **Título:** Vitamin D deficiency 2.0: an update on the current status worldwide
**por:** Nature Publishing Group **Fecha lanzamiento:** de20 January 2020
**Sitio web:** Nature **Editorial:** European Journal of Clinical Nutrition

[s212] - https://med.virginia.edu/ginutrition/wp-content/uploads/sites/199/2021/06/May-2021-Vitamin-D-Replacement.pdf
**Autor:** Ronak M. Patel, M.D., Lindsay Bazydlo, Ph.D., Sue A. Brown, M.D., Alan C. Dalkin, M.D. **Título:** Vitamin D Replacement in Adults: Current Strategies in Clinical Management
**por:** University of Virginia Health System **Fecha lanzamiento:** deMay 2021
**Sitio web:** University of Virginia Health System **Editorial:** Practical Gastroenterology

[s213] - https://secure.arkansasbluecross.com/members/report.aspx?policyNumber=2018006
**Título:** Coverage Policy Manual **por:** Arkansas Blue Cross Blue Shield
**Fecha lanzamiento:** deFebruary 2018 **Sitio web:** Arkansas Blue Cross Blue Shield

[s214] - https://www2.gov.bc.ca/gov/content/health/practitioner-professional-resources/bc-guidelines/vitamin-d-testing
**Título:** Vitamin D Testing **por:** Government of British Columbia
**Fecha lanzamiento:** deJune 3, 2024 **Sitio web:** Government of British Columbia

[s215] - https://www.bluecrossnc.com/content/dam/bcbsnc/pdf/providers/policies-guidelines-codes/policies/commercial/laboratory/vitamin_d_testing.pdf
**Título:** Vitamin D Testing AHS G2005 **por:** Blue Cross Blue Shield of North Carolina
**Fecha lanzamiento:** de01012019 **Sitio web:** Blue Cross Blue Shield of North Carolina

[s216] - https://jhpn.biomedcentral.com/articles/10.1186/s41043-017-0096-y
**Autor:** Sakineh Nouri Saeidlou, Davoud Vahabzadeh, Fariba Babaei, Zakaria Vahabzadeh **Título:** Seasonal variations of vitamin D and its relation to lipid profile in Iranian children and adults
**por:** Urmia University of Medical Sciences **Fecha lanzamiento:** de2017-05-22
**Sitio web:** Journal of Health, Population and Nutrition **Editorial:** Springer Nature

[s217] - https://pubmed.ncbi.nlm.nih.gov/22865902/
**Autor:** Adrian D Wood, Karen R Secombes, Frank Thies, Lorna Aucott, Alison J Black, Alexandra Mavroeidi, William G Simpson, William D Fraser, David M Reid, Helen M Macdonald **Título:** Vitamin D3 supplementation has no effect on conventional cardiovascular risk factors: a parallel-group, double-blind, placebo-controlled RCT
**Fecha lanzamiento:** de2012-08-03 **Sitio web:** PubMed
**Editorial:** J Clin Endocrinol Metab

[s218] - https://pubmed.ncbi.nlm.nih.gov/15231008/
**Autor:** Christian Meier, Henning W Woitge, Klaus **Título:** Supplementation with oral vitamin D3 and calcium during winter prevents seasonal bone loss: a randomized controlled open-label prospective trial
Witte, Bjrn Lemmer, Markus J Seibel
**por:** ANZAC Research Institute **Fecha lanzamiento:** de2004-05-24
**Sitio web:** PubMed **Editorial:** J Bone Miner Res

[s219] - https://www.nature.com/articles/s41598-021-98343-8
**Autor:** Susana Flores-Villalva, Megan B. O'Brien, **Título:** Low serum vitamin D concentrations in Sp ring-born dairy calves are associated with elevated peripheral leukocytes
Cian Reid, Sen Lacey, Stephen V. Gordon, Corwin Nelson, Kieran G. Meade
**por:** Nature Publishing Group **Fecha lanzamiento:** de2021-09-23
**Sitio web:** Nature **Editorial:** Scientific Reports

[s220] - https://pghn.org/DOIx.php?id=10.5223/pghn.2021.24.2.207
**Autor:** Jong Woo Won, Seong Kwan Jung, In Ah Jun **Título:** Seasonal Changes in Vitamin D Levels of Healthy Children in Mid-Latitude, Asian Urban Area
g, Yoon Lee
**por:** The Korean Society of Pediatric Gastroen **Fecha lanzamiento:** de2021-03-04
terology, Hepatology and Nutrition
**Sitio web:** Pediatric Gastroenterology, Hepatology Nutrition

[s221] - https://www.nih.gov/news-events/nih-research-matters/low-vitamin-d-levels-associated-colds-flu
**Autor:** William Duval, Ph.D. **Título:** Low Vitamin D Levels Associated with Colds and Flu
**por:** National Institutes of Health **Fecha lanzamiento:** deMarch 9, 2009
**Sitio web:** NIH Research Matters **Editorial:** U.S. Department of Health Human Services

[s222] - https://www.ncbi.nlm.nih.gov/books/NBK557876/
**Autor:** Anum Asif; Nauman Farooq **Título:** Vitamin D Toxicity
**por:** StatPearls Publishing **Fecha lanzamiento:** de2024 Jan
**Sitio web:** NCBI Bookshelf **Editorial:** StatPearls Publishing

[s223] - https://www.nhs.uk/conditions/vitamins-and-minerals/vitamin-d/
**Título:** Vitamin D **por:** NHS
**Fecha lanzamiento:** de03 August 2020 **Sitio web:** NHS

[s224] - https://medlineplus.gov/ency/article/002596.htm
**Autor:** Jesse Borke, MD, CPE, FAAEM, FACEP **Título:** Multiple vitamin overdose
**por:** A.D.A.M., Inc. **Fecha lanzamiento:** de07012023
**Sitio web:** MedlinePlus **Editorial:** National Library of Medicine

[s225] - https://article.imrpress.com/journal/IJVNR/94/2/10.1024/0300-9831/a000798/0434350f16f4c5c21f1b3d412be7e2f4.pdf
**Autor:** Zahra Nekoukar, Aliasghar Manouchehri, Z **Título:** Accidental vitamin D3 overdose in a young man: A case report and literature of review
akaria Zakariaei
**Fecha lanzamiento:** deNovember 17, 2023 **Sitio web:** International Journal for Vitamin and Nutrition Research
**Editorial:** Hogrefe Publishing

[s226] - https://www.ncbi.nlm.nih.gov/books/NBK557876/
**Autor:** Anum Asif; Nauman Farooq **Título:** Vitamin D Toxicity
**por:** StatPearls Publishing **Fecha lanzamiento:** de2024 Jan
**Sitio web:** NCBI Bookshelf **Editorial:** StatPearls Publishing

[s227] - https://pubmed.ncbi.nlm.nih.gov/30294301/
**Autor:** Ewa Marcinowska-Suchowierska, Malgorzata **Título:** Vitamin D Toxicity-A Clinical Perspective
Kupisz-Urbanska, Jacek Lukaszkiewicz, Pawel Pludowski, Glenville Jones
**Fecha lanzamiento:** de2018-09-20 **Sitio web:** Front Endocrinol (Lausanne)

[s228] - https://jmedicalcasereports.biomedcentral.com/articles/10.1186/1752-1947-8-74
**Autor:** Rinkesh Kumar Bansal, Pankaj Tyagi, Praveen **Título:** Iatrogenic hypervitaminosis D as an unusual cause of persistent vomiting: a case report
Sharma, Vikas Singla, Veronica Arora, Naresh Bansal, Ashish Kumar, Anil Arora
**por:** BioMed Central Ltd **Fecha lanzamiento:** de26 February 2014
**Sitio web:** Journal of Medical Case Reports **Editorial:** BioMed Central

[s229] - https://bmcpediatr.biomedcentral.com/articles/10.1186/s12887-020-02240-4
**Autor:** Fariba Farnaghi, Hossein Hassanian-Mogha **Título:** Vitamin D toxicity in a pediatric toxicological referral center; a cross-sectional study from Iran
ddam, Nasim Zamani, Narges Gholami, Latif Gachkar, Maryam Hosseini Yazdi
**por:** Shahid Beheshti University of Medical Sc **Fecha lanzamiento:** de20 July 2020
iences.
**Sitio web:** BMC Pediatrics **Editorial:** Springer Nature

[s230] - https://www.nature.com/articles/s41598-021-87099-w
**Autor:** Thomas Plant-Bordeneuve, Silvia Berardis, **Título:** Vitamin D intoxication in patients with cystic fibrosis: report of a single-center cohort
Pierre Bastin, Damien Gruson, Laurence Henri, Sophie Gohy
**por:** Cliniques universitaires Saint-Luc **Fecha lanzamiento:** de08 April 2021
**Sitio web:** Nature **Editorial:** Scientific Reports

[s231] - https://www.ncbi.nlm.nih.gov/books/NBK548094/
**Título:** LiverTox: Clinical and Research Information **por:** National Institute of Diabetes and Digestive and Kidney Diseases
on Drug-Induced Liver Injury
**Fecha lanzamiento:** de2012-05-27 **Sitio web:** NCBI
**Editorial:** National Library of Medicine

[s232] - https://www.nature.com/articles/s41430-020-0558-y
**Autor:** Karin Amrein, Mario Scherkl, Magdalena H **Título:** Vitamin D deficiency 2.0: an update on the current status worldwide
offmann, Stefan Neuwersch-Sommeregger, M arkus Kstenberger, Adelina Tmava Berisha, Gennaro Martucci, Stefan Pilz, Oliver Malle
**por:** Nature Publishing Group **Fecha lanzamiento:** de20 January 2020
**Sitio web:** nature.com **Editorial:** European Journal of Clinical Nutrition

[s233] - https://pubmed.ncbi.nlm.nih.gov/18290725/
Autor: Reinhold Vieth
Título: Vitamin D toxicity, policy, and science
Fecha de2007-12
lanzamiento:
Sitio web: PubMed
Editorial: J Bone Miner Res

[s234] - https://www.efsa.europa.eu/sites/default/files/2024-05/ul-summary-report.pdf
Título: Overview on Tolerable Upper Intake Levels
por: European Food Safety Authority
Fecha deJune 2024
lanzamiento:
Sitio web: EFSA

[s235] - https://link.springer.com/article/10.1007/s40520-020-01678-x
Autor: Ren Rizzoli
Título: Vitamin D supplementation: upper limit for safety revisited?
Fecha de28 August 2020
lanzamiento:
Sitio web: SpringerLink
Editorial: Aging Clinical and Experimental Research

[s236]
https://www.canada.ca/en/health-canada/services/drugs-health-products/drug-products/prescription-drug-list/notices-changes/notice-amendment-vitamin-d.html
Título: Notice: Prescription Drug List (PDL): Vitamin D
por: Health Canada
Fecha de2021-02-22
lanzamiento:
Sitio web: Canada.ca
Editorial: Government of Canada

[s237] - https://ucfhealth.com/our-services/lifestyle-medicine/how-to-flush-vitamin-d-out-of-system/
Título: How to Flush Vitamin D Out of Your System Naturally
por: UCF Health
Sitio web: ucfhealth.com

[s238] - https://www.ncbi.nlm.nih.gov/books/NBK557876/
Autor: Anum Asif; Nauman Farooq
Título: Vitamin D Toxicity
por: StatPearls Publishing
Fecha de2024 Jan
lanzamiento:
Sitio web: NCBI Bookshelf
Editorial: StatPearls Publishing

[s239] - https://medlineplus.gov/ency/article/002596.htm
Autor: Jesse Borke, MD, CPE, FAAEM, FACEP
por: A.D.A.M., Inc.
Título: Multiple vitamin overdose
Fecha de07012023
lanzamiento:
Sitio web: MedlinePlus
Editorial: National Library of Medicine

[s240] - https://pubmed.ncbi.nlm.nih.gov/30294301/
Autor: Ewa Marcinowska-Suchowierska, Malgorzata Kupisz-Urbanska, Jacek Lukaszkiewicz, Pawel Pludowski, Glenville Jones
Título: Vitamin D Toxicity-A Clinical Perspective
Fecha de2018-09-20
lanzamiento:
Sitio web: Front Endocrinol (Lausanne)

[s241] - https://www.nhs.uk/conditions/vitamins-and-minerals/vitamin-d/
Título: Vitamin D
por: NHS
Fecha de03 August 2020
lanzamiento:
Sitio web: NHS

[s242] - https://www.ncbi.nlm.nih.gov/books/NBK548094/
Título: LiverTox: Clinical and Research Information on Drug-Induced Liver Injury
por: National Institute of Diabetes and Digestive and Kidney Diseases
Fecha de2012-05-27
lanzamiento:
Sitio web: NCBI

[s243] - https://www.kidney.org/sites/default/files/Vitamin-D-Supplementation-Patients-With-CKD.pdf
Autor: Holly Kramer, MD, MPH; Jeffrey S. Berns, MD; Michael J. Choi, MD; Kevin Martin, MD; Michael V. Rocco, MD
Título: 25-Hydroxyvitamin D Testing and Supplementation in CKD: An NKF-KDOQI Controversies Report
por: National Kidney Foundation
Fecha deJuly 28, 2014
lanzamiento:
Sitio web: Kidney.org
Editorial: Elsevier Inc.

[s244] - https://link.springer.com/article/10.1007/s00223-021-00844-1
Autor: Marilena Christodoulou, Terence J. Aspray, Inez Schoenmakers
Título: Vitamin D Supplementation for Patients with Chronic Kidney Disease: A Systematic Review and Meta-analyses of Trials Investigating the Response to Supplementation and an Overview of Guidelines
por: Springer
Fecha de2021-04-25
lanzamiento:
Sitio web: SpringerLink
Editorial: Calcified Tissue International

[s245] - https://pubmed.ncbi.nlm.nih.gov/24753153/
Autor: Lieke S Kamphuis, Femke Bonte-Mineur, Jan A van Laar, P Martin van Hagen, Paul L van Daele
Título: Calcium and vitamin D in sarcoidosis: is supplementation safe?
por: Erasmus MC, University Medical Centre
Fecha de2014-11
lanzamiento:
Sitio web: PubMed
Editorial: American Society for Bone and Mineral Research

[s246] - https://ern-lung.eu/wp-content/uploads/2020/12/1a.-Guideline-sarcoidosis-diagnosis-ATS-2020.pdf
Autor: Elliott D. Crouser, Lisa A. Maier, Kevin C. Wilson, Catherine A. Bonham, Adam S. Morgenthau, Karen C. Patterson, Eric Abston, Richard C. Bernstein, Ron Blankstein, Edward S. Chen, Daniel A. Culver, Wonder Drake, Marjolein Drent, Alicia K. Gerke, Michael Ghobrial, Praveen Govender, Nabeel Hamzeh, W. Ennis James, Marc A. Judson, Liz Kellermeyer, Shandra Knight, Laura L. Koth, Venerino Poletti, Subha V. Raman, Melissa H. Tukey, Gloria E. Westney, Robert P. Baughman
Título: Diagnosis and Detection of Sarcoidosis: An Official American Thoracic Society Clinical Practice Guideline
por: American Thoracic Society
Fecha deFebruary 2020
lanzamiento:
Sitio web: American Thoracic Society
Editorial: American Thoracic Society

[s247] - https://www.ncbi.nlm.nih.gov/books/NBK559248/
**Autor:** Hacen Vall; Preeti Patel; Mayur Parmar
**por:** StatPearls Publishing
**Sitio web:** NCBI Bookshelf
**Título:** Teriparatide
**Fecha lanzamiento:** de2024 Jan
**Editorial:** National Library of Medicine, National Institutes of Health

[s248] - https://www.hey.nhs.uk/wp/wp-content/uploads/2016/03/vitaminD.pdf
**Autor:** Dr Mo Aye, Consultant Endocrinologist; Dr Marie Miller, Interface Pharmacist
**por:** Hull and East Riding Prescribing Committee
**Sitio web:** NHS
**Título:** Prescribing Guideline: Vitamin D: testing and replacement
**Fecha lanzamiento:** deApproved: HERPC Sept 2014 Updated: Aug 2018 Review: Aug 2021

[s249] - https://pubmed.ncbi.nlm.nih.gov/34847425/
**Autor:** Carla LoPinto-Khoury, Laura Brennan, Scott Mintzer
**por:** Temple University, Thomas Jefferson University
**Sitio web:** PubMed
**Título:** Impact of carbamazepine on vitamin D levels: A meta-analysis
**Fecha lanzamiento:** de2021-11-26
**Editorial:** Elsevier B.V.

[s250] - https://www.e-acnm.org/journal/view.html?doi=10.15747/ACNM.2022.14.1.20
**Autor:** Jung Won Jung, So Young Park, Hyunah Kim
**por:** Sookmyung Women's University
**Sitio web:** Annals of Clinical Nutrition and Metabolism
**Título:** Drug-Induced Vitamin Deficiency
**Fecha lanzamiento:** deJune 1, 2022
**Editorial:** The Korean Society of Surgical Metabolism and Nutrition and The Korean Society for Parenteral and Enteral Nutrition

[s251] - https://www.nature.com/articles/sc2016131
**Autor:** J Lamarche, G Mailhot
**por:** Nature Publishing Group
**Sitio web:** nature.com
**Título:** Vitamin D and spinal cord injury: should we care?
**Fecha lanzamiento:** de20 September 2016
**Editorial:** Nature Publishing Group

# Fuentes de imágenes

## Información sobre todas las imágenes siguientes

Ninguna de las imágenes fue modificada, solo se ajustó la resolución.

Todas las imágenes conservan su licencia original.

A pesar de una revisión cuidadosa, no se puede garantizar la precisión y atribución de las imágenes.

Todas las imágenes utilizadas se han empleado de acuerdo con sus respectivas condiciones de licencia.

En la versión eBook, las imágenes se han organizado en collages numerados.

Todas las imágenes fueron recuperadas y verificadas 2024-12-20.

## Licencias utilizadas

CC0                       http://creativecommons.org/publicdomain/zero/1.0/deed.en

CC BY 4.0                 https://creativecommons.org/licenses/by/4.0

CC BY 2.0                 https://creativecommons.org/licenses/by/2.0

## Créditos de imágenes

[i11] - 003_001_001_image_rankl.jpeg
https://upload.wikimedia.org/wikipedia/commons/3/34/PDB_1s55_EBI.jpg
**Date:** 2009-02-20 **por:** DonabelSDSU.bot
**Artista:** European Bioinformatics Institute **License:** Public domain

[i12] - 004_002_002_image_kreatinin.jpeg
https://upload.wikimedia.org/wikipedia/commons/3/33/Creatinine-amino-tautomer-3D-vdW.png
**Date:** 2021-09-02 **por:** Hoahocphantu
**License:** Public domain

[i13] - 004_003_003_image_urolithiasis.jpeg
https://upload.wikimedia.org/wikipedia/commons/1/1b/Kidney_stone_4mm_05.jpg
**Date:** desconocido **por:** Eduardschnack
**Artista:** Jacek Proszyk **License:** CC0 (http:creativecommons.orgpublicdomai
nzero1.0deed.en)

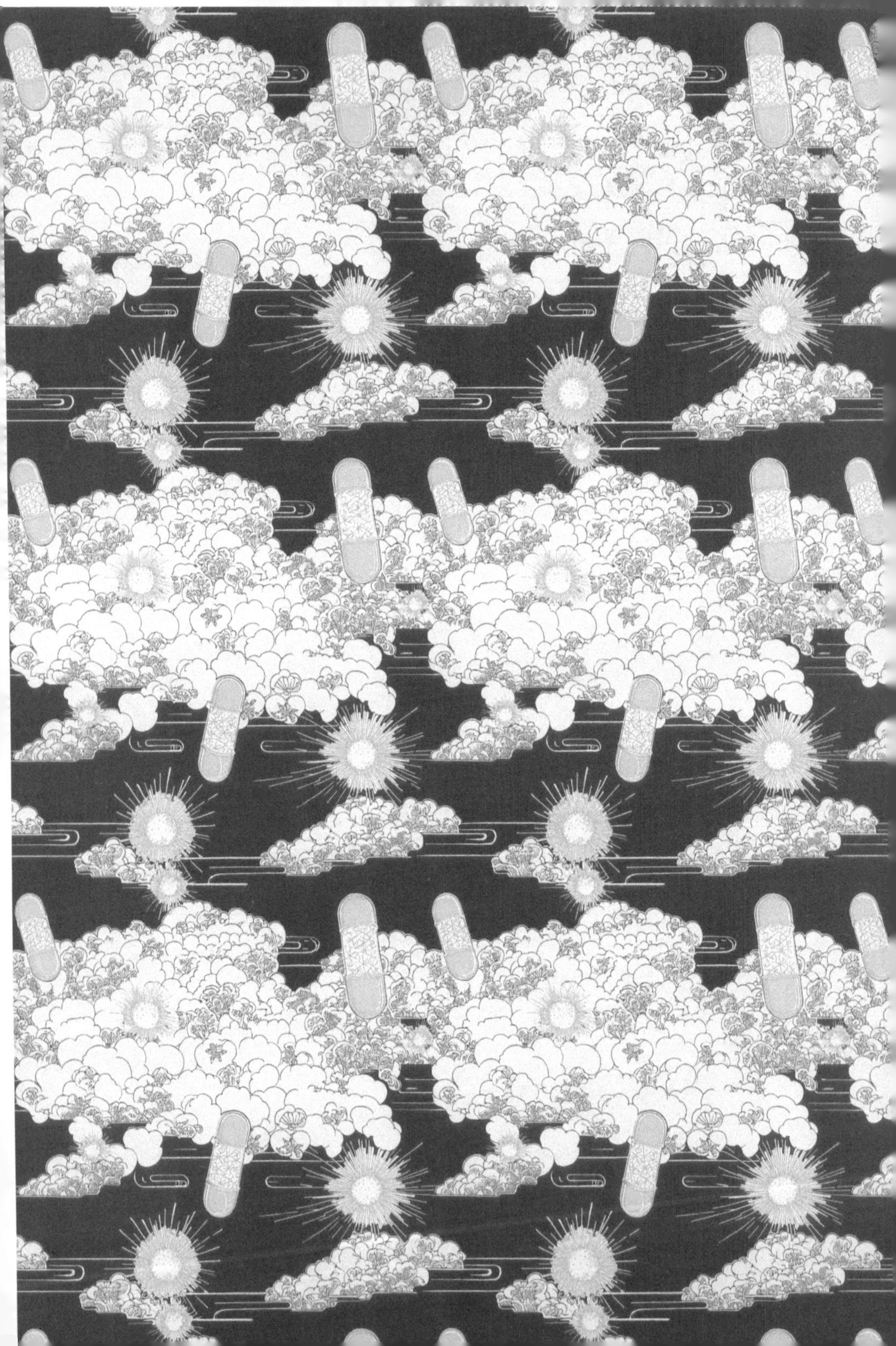

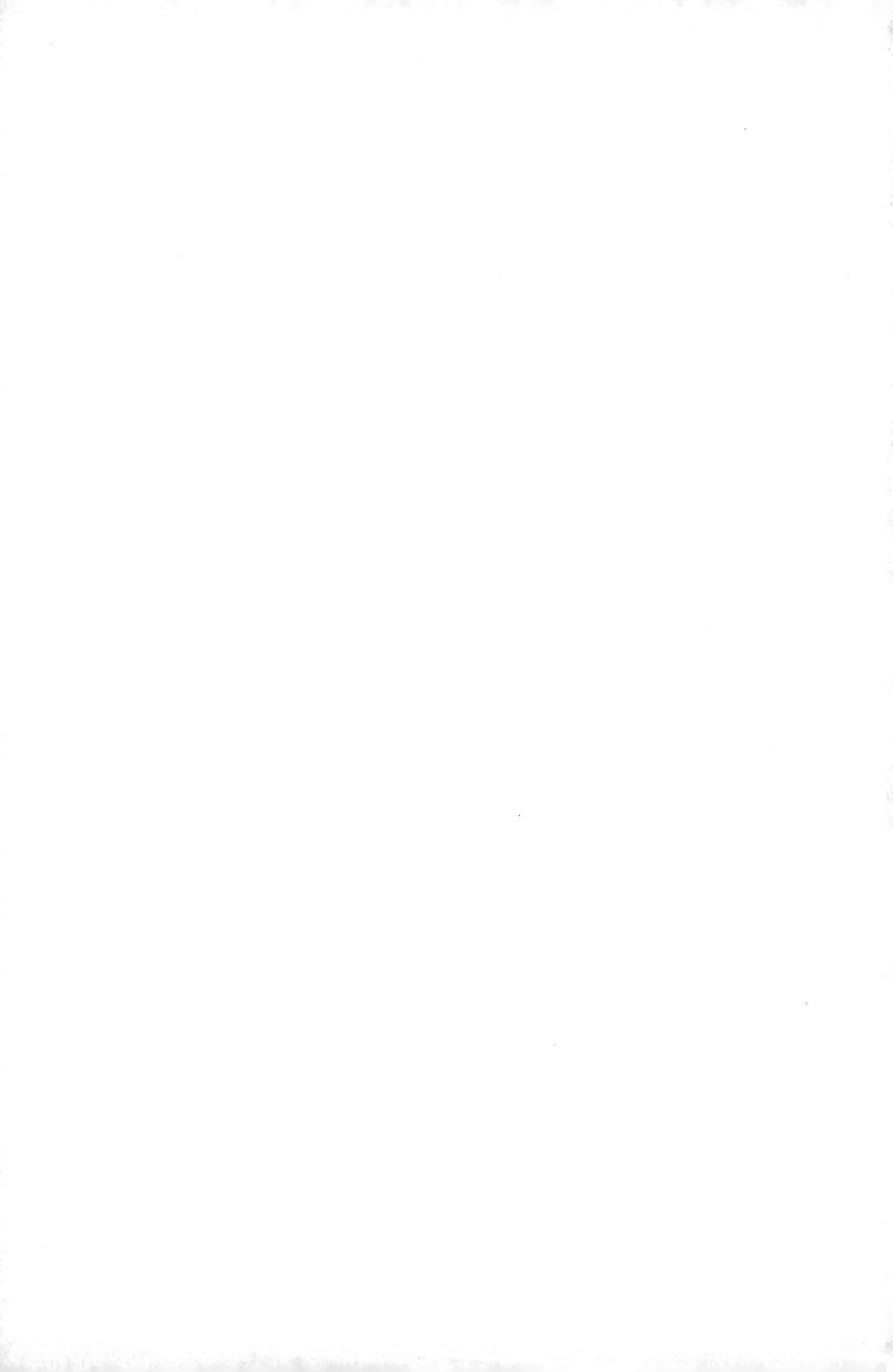

www.ingramcontent.com/pod-product-compliance
Lightning Source LLC
La Vergne TN
LVHW051525170726
843492LV00006B/1626